Sonografie in Orthopädie, Unfallchirurgie und Rheumatologie

Gerd Gruber
Christian T. Schamberger
Werner Konermann

Sonografie in Orthopädie, Unfallchirurgie und Rheumatologie

Aktuelle Standardschnittebenen der DEGUM

Mit 283 Abbildungen

Unter Mitarbeit
von cand.-med. Stephan Stein

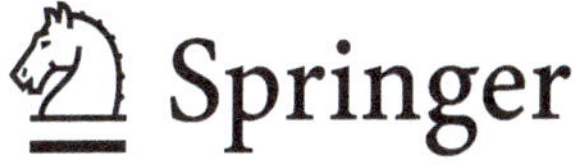

Gerd Gruber
Praxis für Orthopädie und Unfallchirurgie, Heidelberg, Germany

Christian T. Schamberger
Fürst-Stirum-Klinik Bruchsal, Bruchsal, Germany

Werner Konermann
DRK Kliniken Nordhessen, Kassel, Germany

ISBN 978-3-662-57658-8 978-3-662-57659-5 (eBook)
https://doi.org/10.1007/978-3-662-57659-5

Die Deutsche Nationalbibliothek verzeichnet diese Publikation in der Deutschen Nationalbibliografie; detaillierte bibliografische Daten sind im Internet über http://dnb.d-nb.de abrufbar.

Springer

Umschlaggestaltung: deblik Berlin
Fotonachweis Umschlag: linkes Bild: © Gruber, Schamberger, Konermann; rechtes Bild: © Konermann, Gruber, Sauerwein
Umsetzung der Piktogramme: Birgit Brühmüller
Fotografien (Positionierung des Schallkopfes): pixelgrafie sauerwein, Axel Sauerwein, Kassel

Springer ist ein Imprint der eingetragenen Gesellschaft Springer-Verlag GmbH, DE und ist Teil von Springer Nature
Die Anschrift der Gesellschaft ist: Heidelberger Platz 3, 14197 Berlin, Germany

Vorwort

Die wesentlichen Vorteile der Ultraschalluntersuchung haben sich in den vergangenen 30 Jahren kaum verändert: sofortige Verfügbarkeit, eine strahlungs- und belastungsfreie Technik mit überschaubaren Kosten, kurzer Untersuchungszeit, weniger Kontraindikationen als CT und MRT und die Möglichkeit Bewegungen sichtbar zu machen. Das Alleinstellungsmerkmal der Sonografie unter den Schnittbildverfahren ist die echte dynamische Schnittbilduntersuchung. Wir sind davon überzeugt, dass insbesondere die interventionellen Maßnahmen unter sonografischer Kontrolle in Orthopädie, Unfallchirurgie, Rheumatologie und in der Sportmedizin in den kommenden Jahren an Relevanz erheblich zunehmen werden.

Für den Zugang zu diesem wunderbaren Untersuchungsverfahren sind gute anatomische Kenntnisse eine conditio sine qua non – man sieht nur das, was man kennt! Ein standardisierter Untersuchungsablauf ist ebenfalls wichtig, um relevante Strukturen nicht unbeobachtet zu lassen. Wir haben seit 1990 aktiv an der Etablierung von Standardschnittebenen mitgearbeitet. Dieses Buch soll ein Nachschlagewerk im Kitteltaschenformat sein, das sich an Anfänger und Routiniers dieser Untersuchungsmethode in gleichem Maße wendet wie an Quartalsschaller, um ihnen vor der Untersuchung eine schnelle Hilfestellung zu geben.

Jede Schnittebene an allen Gelenken wird mit Schallkopfposition und einem Ultraschallbild erläutert. Die Autoren geben viele wertvolle Tipps aus 30 Jahren Ultraschallerfahrung weiter.

Unser besonderer Dank gilt Frau Antje Lenzen und Frau Hiltrud Wilbertz vom Springer Verlag, Heidelberg für die hervorragende Betreuung in allen Phasen der Entstehung dieses Buches und für dessen großzügige Ausgestaltung, ebenso der Lektorin Frau Heidrun Schoeler für die redaktionelle Betreuung des Buches.

GE Healthcare sei für die Bereitstellung des Ultraschallgerätes Logic® E9 sehr herzlich gedankt.

Herrn Axel Sauerwein, Pixelgrafie Kassel, möchten wir an dieser Stelle sehr herzlich dafür danken, dass er unser Projekt als Fotograf und in der Nachbearbeitung der Aufnahmen als stets verlässlicher und professioneller Experte begleitete.

Herrn Tim Konermann danken wir sehr herzlich für seine Mitarbeit und Geduld bei der Herstellung der Fotografien.

Frau Sina Schulz danken wir sehr herzlich für ihre Mitarbeit bei der Anfertigung der Ultraschallaufnahmen.

Ganz besonders danken wir Herrn cand.-med. Stephan Stein für seine engagierte Mitarbeit in allen Entstehungsphasen dieses Buches.

Wir hoffen, dass dieses Buch dazu beitragen wird, vor allem den Ultraschall-Anfängern dieses wunderbare Verfahren schnell näherzubringen.

Gerd Gruber
Christian Schamberger
Werner Konermann
Heidelberg und Kassel, im Sommer 2018

Die Autoren

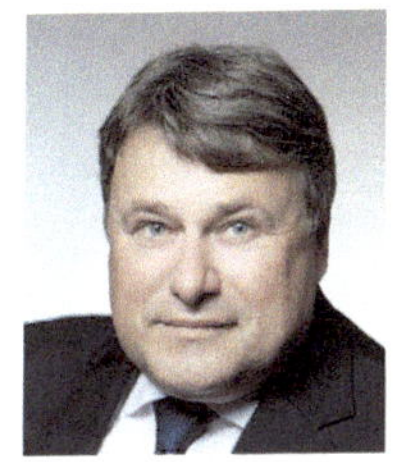

Prof. Dr. med. Gerd Gruber

Gerd Gruber ist apl. Professor für Orthopädie der Universität Heidelberg und zählt europaweit zu den Experten für die Ultraschalldiagnostik der Bewegungsorgane und des Säuglingshüftgelenkes. Unter anderem wurde von Gruber in Zusammenarbeit mit Werner Konermann die sonografische Darstellung der Facettengelenke der Wirbelsäule sowie des Iliosakralgelenks entwickelt, welche eine strahlungsfreie Infiltration und die Thermokoagulations-Denervierung dieser Gelenke erlaubt. Als DEGUM-Kursleiter Stufe III leitete er seit 1989 bis heute über 300 nationale und internationale Sonografiekurse und veröffentlichte 6 Bücher und zahlreiche Publikationen zum Thema Sonografie der Bewegungsorgane. Operativ widmet er sich seit 1992 als Oberarzt der Orthopädischen Universitätsklinik Gießen und seit 1999 als niedergelassener Orthopäde und Unfallchirurg in Heidelberg schwerpunktmäßig der Primär- und Wechselendoprothetik des Knie- und Hüftgelenkes.

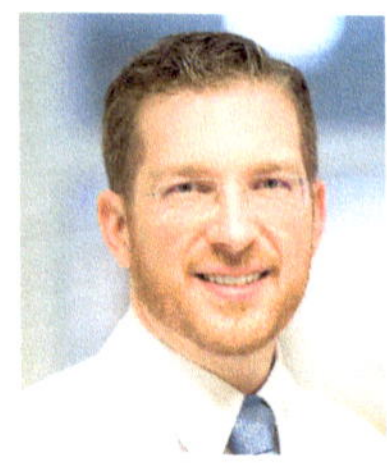

Dr. med. Christian Schamberger

Christian Schamberger betreibt seit 2000 die Ultraschalldiagnostik der Bewegungsorgane und begleitet seit 2012 Ultraschallkurse als Referent und Instruktor. Im Jahre 2016 wurde Schamberger der Status DEGUM-Ausbilder Stufe II zuerkannt. Seine operativ zentrale Tätigkeit liegt als Oberarzt der Fürst-Stirum-Klinik Bruchsal in der Traumatologie und der Schulter- und Ellenbogenchirurgie. Mit über 2.600 diagnostischen und interventionellen Sonografien der Bewegungsorgane im Jahr zählt er zu den Spezialisten, insbesondere für die Ultraschalldiagnostik der oberen Extremität.

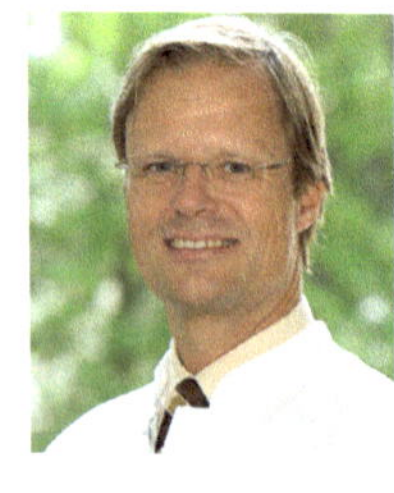

Prof. Dr. med. Werner Konermann

Werner Konermann ist apl. Professor für Orthopädie der Universität Heidelberg. Er ist Chefarzt der Klinik für Orthopädie, Unfallchirurgie und Rehabilitative Medizin der DRK-Kliniken Nordhessen in Kassel. Der Fokus seiner operativen Tätigkeit liegt insbesondere in der Primär- und Wechselendoprothetik des Hüft-, Knie- und Schultergelenks sowie der arthroskopischen Schulterchirurgie. Werner Konermann zählt europaweit zu den Experten für die Ultraschalldiagnostik der Bewegungsorgane und des Säuglingshüftgelenkes. Gemeinsam mit Gerd Gruber legte er in den 90er Jahren mit der Einführung von Standardschnittebenen den Grundstein für die zielorientierte und standardisierte Ultraschalluntersuchung der Bewegungsorgane in der Orthopädie und Unfallchirurgie. Als DEGUM-Kursleiter Stufe III leitete er seit 1989 bis heute über 300 nationale und internationale Kurse und veröffentlichte 6 Bücher und zahlreiche Publikationen zum Thema Sonografie der Bewegungsorgane.

Inhaltsverzeichnis

Einleitung

G. Gruber, C. Schamberger, W. Konermann

G. Gruber et al., *Sonografie in Orthopädie, Unfallchirurgie und Rheumatologie*
https://doi.org/10.1007/978-3-662-57659-5_1

1.1 Allgemeines

Die sonografische Untersuchung ist in der aktuellen Diagnostik der Bewegungsorgane ein etabliertes Untersuchungsverfahren und hat im algorithmischen Ablauf der bildgebenden Diagnostik einen gesicherten Stellenwert. Nach Erhebung der Anamnese und nach der körperlichen Untersuchung sollte heutzutage als erstes bildgebendes Verfahren immer die sonografische Untersuchung stehen, da sie strahlungs- und belastungsfrei und nicht invasiv ist. Auf jeden Fall aber müssen Untersuchungsverfahren, welche mit ionisierenden Strahlen durchgeführt werden (Röntgenaufnahmen und CT) oder kostenaufwendiger sind (MRT-Untersuchung) im zeitlichen Ablauf nach der Ultraschalluntersuchung stehen, wodurch in vielen Fällen auf weitere bildgebende Diagnostik verzichtet werden kann.

Zur Abklärung möglicher pathologischer Veränderungen, aber auch bei interventionellen therapeutischen Verfahren ist die sonografische Untersuchung – dank einer in den letzten fünf Jahren erheblich verbesserten Auflösung bei annähernd gleichbleibender Eindringtiefe – zunehmend in das Zentrum der bildgebenden Diagnostik gerückt. Als einziges Schnittbildverfahren bietet die sonografische Untersuchung die Möglichkeit einer „Online-Darstellung" der interessierenden Strukturen und ist im Vergleich mit anderen Schnittbildverfahren zumindest als gleichwertig, zum Teil durchaus als überlegen einzustufen. Der zunehmende Einsatz von Farbduplex- und Powerdoppler-Technik ermöglicht auch im Bereich der Bewegungsorgane Zusatzinformationen in der Abklärung pathologischer Veränderungen.

Trotz aller Liebe für dieses Untersuchungsverfahren möchten wir jedoch bereits am Anfang dieses Buches darauf hinweisen, dass auch Ultraschallexperten nicht mit Ultraschalldiagnostik alleine auskommen – diese stellt im Rahmen der bildgebenden diagnostischen Verfahren lediglich einen Mosaikstein in der Abklärung pathologischer Veränderungen der Bewegungsorgane dar und ist in vielen Fällen nur der Beginn der bildgebenden Diagnostik. Unter Umständen ist eine weitere Eingrenzung mit Hilfe anderer etablierter Untersuchungsverfahren (Röntgen, MRT, CT) erforderlich.

1.2 Vor- und Nachteile der Sonografie

Vorteile

- Strahlungs- und belastungsfreies Verfahren für Patienten und Untersucher
- Beliebig wiederholbar
- Kostengünstig
- Dynamische Untersuchung („Online-Technik") ermöglicht die Visualisierung von Bewegungsabläufen und erleichtert die Differenzierung pathologischer Befunde.
- Möglichkeit der seitenvergleichenden Untersuchung
- Weniger Kontraindikationen als MRT oder CT
- Keine untersuchungsrelevanten Artefakte durch Metall im Untersuchungsgebiet

Nachteile

- Keine Möglichkeit, intraossär gelegene Strukturen darzustellen
- Schallschatten können pathologische Veränderungen verbergen.
- Eingeschränkte Beurteilbarkeit bei Adipositas

1.3 Untersuchung in Standardschnittebenen

Für jedes Gelenk und jede Körperregion wurden bereits 1996 durch den Arbeitskreis „Stütz- und Bewegungsorgane" der DEGUM sogenannte Standardschnittebenen festgelegt. Die Intention hierfür war, einen gleichbleibend hohen Qualitätsstandard für den gesamten deutschsprachigen Raum zu ermöglichen. Seit 1990 weisen wir in unseren Ultraschallkursen darauf hin, dass ein standardisierter Untersuchungsablauf der Grundstein für Qualität und Sicherheit dieses bildgebenden diagnostischen Verfahrens ist, dass diese Schnittebenen jedoch immer dann verlassen werden müssen, wenn durch Zusatzeinstellungen ein Plus an Informationen und mehr Sicherheit erreicht werden kann. Im Arbeitskreis Bewegungsorgane der DEGUM wurden im Jahr 2016 ergänzende Schnittebenen definiert. Der erfahrene Sonografeur wird durch fließende Bewegungen und Schallkopfverlagerungen eine multiplanare Untersuchung der jeweiligen Region anstreben, da eine dynamische und flächendeckende sonografische Untersuchung die Aussagekraft und Sicherheit der Methode deutlich erhöht.

1.4 Technische Voraussetzungen

Die Entstehung der Ultraschallwellen beruht auf dem umgekehrten piezoelektrischen Effekt, den Jacques und Pierre Curie 1880 entdeckten. Ultraschall bedeutet das Ausloten akustischer Grenzflächen. Die Bildentstehung wird verursacht durch den akustischen Impedanzunterschied von zwei benachbarten Strukturen und die unterschiedliche Schallleitungsgeschwindigkeit. Bereits Differenzen von 1 % sind ausreichend für die Diskriminierung von zwei Strukturen.

Menschlicher Hörbereich	16 Hz - 20 KHz
Ultraschall	>20 KHz
Diagnostischer Ultraschall	3,0–20,0 MHz
Schallfrequenz Bewegungsorgane	5,0–20,0 MHz

Unter dem Auflösungsvermögen versteht man den Mindestabstand zwischen zwei Strukturen, damit diese noch diskriminiert werden können. Man unterscheidet die laterale von der axialen Auflösung.

- **Laterale Auflösung:** Mindestabstand zwischen zwei Strukturen (quer zur Schallstrahlrichtung), damit man diese noch diskriminieren kann: 4–5 Wellenlängen.
- **Axiale Auflösung:** Mindestabstand zwischen zwei Strukturen (in Schallstrahlrichtung), damit man diese noch diskriminieren kann: 2–3 Wellenlängen.

Laterale und axiale Auflösung sind abhängig von Schallkopffrequenz, Impulsdauer und Breite des Schallstrahls.

Der Aufbau des Ultraschallbildes wird beeinflusst durch Reflexion, Streuung, Brechung, Beugung und Absorption:

- **Reflexion:** Bei schrägem Anschallwinkel werden die Schallwellen zur Seite reflektiert und erreichen somit den Schallkopf nicht mehr. Dies ist der Grund, warum einzelne Strukturen sowohl echoarm als auch echoreich abgebildet werden können.
- **Streuung:** Raue Oberflächen führen zur Streuung der Schallwellen.

- **Brechung:** Schallwellen werden beim Übertritt von einem zum anderen Medium zum dichteren Medium hin gebrochen.
- **Beugung:** Wenn sich im Schallstrahl ein schallundurchlässiges Hindernis befindet, werden die Schallwellen in den Schallschatten hinein gebeugt.
- **Absorption:** Die Energie der Schallwellen ist am höchsten unmittelbar beim Verlassen des Schallkopfes. Auf ihrem Weg durch die Weichteilstrukturen wird sie abgeschwächt. Zum Ausgleich dieses Intensitätsverlustes können wir mit Hilfe der Tiefenausgleichsregler selektiv einzelne Schichten verstärken.

1.5 Schallköpfe

Der Ultraschallkopf (Transducer, Ultraschallsonde) ist zugleich Sender und Empfänger der Schallwellen. Wir unterscheiden – je nach dem spezifischen technischen Aufbau – Linear-, Sektor- und Curved-Array-Schallköpfe. Üblicherweise stellt ein Elektrokabel die Verbindung zwischen dem Ultraschallkopf und dem Ultraschallgerät her, es existieren jedoch bereits Ultraschallgeräte mit einem kabellosen Schallkopf, der die Daten drahtlos zum Ultraschallgerät sendet. Die Schallfrequenz verhält sich direkt proportional zur Auflösung und umgekehrt proportional zur Eindringtiefe.

1.5.1 Linearschallkopf

Dieser Schallkopf hat eine plane Oberfläche mit linearer Anordnung der Kristallelemente. Die Monitorabbildung ist formatfüllend rechteckig. Dieser Schallkopf hat die höchste Winkel- und Geometriegenauigkeit.

1.5.2 Sektorschallkopf

Dieser Schallkopf hat eine stark gekrümmte Oberfläche. In der Regel sind 3 Kristalle auf einem rotierenden Träger angeordnet. Die Monitorabbildung ist sektorförmig (Tortenstück), nicht formatfüllend.

1.5.3 Curved-Array-Schallkopf

Dieser Schallkopf hat eine leicht gekrümmte Oberfläche mit Anordnung der Kristallelemente auf der konvexförmigen Oberfläche. Die Monitorabbildung ist trapezförmig, nicht formatfüllend. Der Curved-Array-Schallkopf nimmt eine Zwischenstellung zwischen dem Linear- und dem Sektorschallkopf ein.

1.6 Geräteeinstellung

Durch Veränderung des Preprocessing oder des Postprocessing kann die Charakteristik des Bildaufbaus variiert werden.

Tipp

- „Eichen" des Gerätes durch Einstellen von Gefäßen. Das Lumen sollte echofrei sein.

1.6.1 Preprocessing

Funktioniert nur im Real-time-Bild, jedoch nicht bei „eingefrorenem" Monitorbild. Die Veränderung der Echogenität durch Veränderung der Kennlinie und Veränderung des Kontrastes ist durch Dynamikumfangsänderung möglich.

1.6.2 Postprocessing

Durch elektronische Reduktion der Grauwertstufen resultiert ein härterer Bildkontrast.

1.6.3 Empfangsverstärkung

Gleichmäßige Verstärkung oder Abschwächung aller ankommenden Ultraschallwellen („Gaspedal" des Ultraschallgerätes).

1.6.4 Tiefenausgleich (Time Gain Compensation, TGC)

Das ist die Möglichkeit einer selektiven Verstärkung der zum Schallkopf zurückkommenden Ultraschallwellen in unterschiedlichen Tiefen. Hierdurch gelingt es, auch tiefer gelegene Strukturen zu erfassen.

1.7 Phänomene und Artefakte

Phänomene sind Bildbesonderheiten, die physikalisch begründet sind und im Objekt einen realen Bezug haben. Artefakte sind Kunstprodukte, die keinen realen Bezug zum Objekt haben.

1.7.1 Phänomen der Pseudousur

Wird eine rundliche oder stark gekrümmte knöcherne Struktur untersucht, so kommt es typischerweise zu einer Unterbrechung der echoreichen Kortikalisstruktur, da deren Verlauf annähernd parallel zu den Schallwellen verläuft und deshalb nicht dargestellt werden kann. Wichtig ist die Abgrenzung der Pseudousur gegen eine echte Usur. Bei einer Usur wird ein Basisreflex abgebildet, dieser fehlt bei einer Pseudousur. Bei Veränderung des Schallwinkels verschwindet die Pseudousur und der Kortikalisreflex wird durchgehend abgebildet.

1.7.2 Phänomen der Reflexumkehr

Dieses Phänomen tritt bei der Untersuchung von Sehnen und Muskeln auf und hängt vom Anschallwinkel ab. Gesunde Sehnen und Muskeln stellen sich bei orthograder Anschallung echoreich dar, bei schräger Anschallung echoarm.

1.7.3 Phänomen des wandernden Reflexes

Dieses Phänomen ist eine Besonderheit des Phänomens der Reflexumkehr und tritt bei anatomischen Strukturen auf, welche einen welligen Verlauf haben. Einzelne Abschnitte sind echoreich, andere echoarm abgebildet. Ein typisches Beispiel hierfür sind Sehnen.

1.7.4 Brennglaseffekt oder sog. Schallverstärkung

Wenn sich flüssigkeitsgefüllte Strukturen im Schallfeld befinden, kommt es hierdurch zu einer scheinbaren Schallverstärkung. Die unterhalb dieser Flüssigkeit abgebildeten anatomischen Strukturen kommen echoreicher zur Darstellung. Beispiele: Bakerzyste, Meniskusganglion, Gefäße. Die Ursache ist eine geringere Abschwächung der Schallenergie beim Durchtritt durch die Flüssigkeit im Vergleich zu den benachbarten Weichteilen, welche die Schallwellen stärker absorbieren.

1.7.5 Schallschatten und Schallauslöschung

Eine im Schallstrahl befindliche Struktur, welche von den Schallwellen nicht durchdrungen werden kann, führt zur Ausbildung eines Schallschattens. Es kommt ein nach unten gerichteter echorarmer bis echofreier Bereich zur Darstellung. Mit Schallauslöschung bezeichnet man die fehlende Darstellung anatomischer Strukturen, welche aufgrund des Schallschattens nicht abgebildet werden. Ein typisches Beispiel hierfür ist ein Kalkdepot bei einer Tendinosis calcarea oder ein Fremdkörper.

1.7.6 Wiederholungsartefakt (Reverberationsartefakt)

Die Mehrfachreflexion von Ultraschallwellen zwischen zwei parallel verlaufenden Strukturen führt zu einer kontinuierlichen Abschwächung des zum Schallkopf zurücklaufenden Ultraschallimpulses. Diese

Mehrfachreflexionen haben jeweils denselben Abstand, woran man sie auch leicht erkennen kann. Ein typisches Beispiel hierfür sind Vorlaufstrecken.

1.7.7 Ankopplungsartefakt

Wenn sich Luft zwischen dem Schallkopf und der Haut befindet, also zu wenig Ultraschallgel verwendet wurde, führt dies zu einer echoarmen Zone, welche leicht am oberen Monitorrand zu erkennen ist. Dieser Bereich darf nicht ausgewertet werden.

Dies wird scherzhaft auch als „Schwabenartefakt" bezeichnet.

1.7.8 Bogenartefakt

Befindet sich eine stark reflexreiche Struktur innerhalb einer echofreien Region, so können durch sogenannte „Nebenkeulen" rundliche Strukturen (z. B. ein Draht im Querschnitt) als bogenförmig abgebildet werden.

1.8 Hilfsmittel

1.8.1 Ultraschallgel, Haut-Desinfektionsspray

Eine Grundvoraussetzung zur Vermeidung von Ankopplungsartefakten ist die Verwendung von Ultraschallgel (geliertes Wasser) oder Alkoholspray (Hautdesinfektionsspray). Hierdurch wird das Eintreten von Luft zwischen dem Schallkopf und der Körperoberfläche verhindert.

Wir empfehlen die Verwendung von Ultraschallgel. Bei der Verwendung von Hautdesinfektionsspray können aufgrund von Alkoholanteilen irreversible Beschädigungen an der Schallkopfoberfläche auftreten.

1.8.2 Vorlaufstrecken

Man unterscheidet diese aufgrund deren Beschaffenheit in Festkörper-, Wasser- und Gel- oder Agar-Agar-Vorlaufstrecken. Wir empfehlen Festkörpervorlaufstrecken aus Proxon (Mischung aus Silikon und Kautschuk), da diese wenig Pflegeaufwand benötigen (nach Gebrauch einfach mit Wasser abwaschen) und nahezu verschleißfrei sind.

Heutzutage werden Vorlaufstrecken nur noch sehr selten benötigt. Hilfreich sind sie bei der Einstellung von anatomisch stark konvexen (Kniegelenk bei max. Flexion) oder stark konkaven (Achillessehne in Plantarflexion des OSG) Strukturen.

Die Verwendung einer Vorlaufstrecke verstärkt das Auftreten von Artefakten.

Tipp

- Die Verwendung eines wassergefüllten OP-Handschuhs als Vorlaufstrecke ist unprofessionell und kann nicht empfohlen werden!

1.9 Monitorabbildung

Grundsätzlich werden helle Strukturen auf dunklem Monitorhintergrund abgebildet. Eine sogenannte invertierte Abbildung (dunkle Strukturen auf hellem Hintergrund) ist nicht mehr gestattet.

Gemäß international gültiger Vereinbarung ist am oberen Monitorrand schallkopfnah und am unteren Monitorrand schallkopffern abzubilden. Gemäß Arbeitskreis Bewegungsorgane der DEGUM wird aktuell empfohlen, medial und lateral bzw. proximal und distal so auf dem Monitor abzubilden, wie es der Lagerungsposition des Patienten entspricht.

In unserer täglichen Routineanwendung bei über 200.000 durchgeführten Ultraschalluntersuchungen hat sich jedoch eindeutig das in ◻ Abb. 1.1 dargestellte Abbildungsverhalten bewährt – nicht zuletzt, weil somit eine seitenvergleichende Abbildung und Beurteilung der paarigen Gelenke oder Regionen erleichtert wird. Diese Vorgehensweise hat sich auch in der sonografischen Untersuchung des Säuglingshüftgelenkes nach R. Graf bewährt.

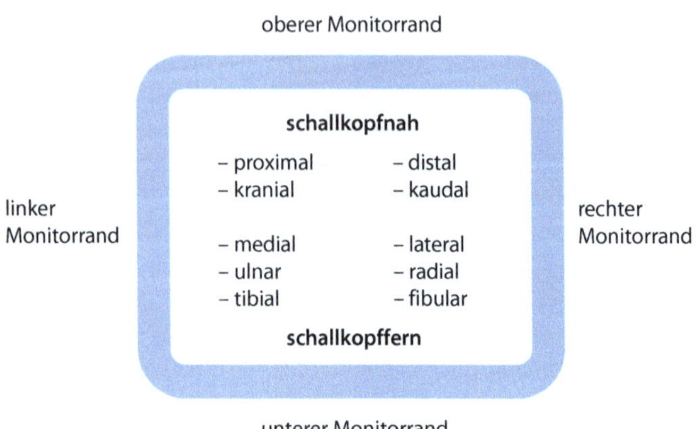

Abb. 1.1 Ausrichtung des Schallkopfes gemäß Monitorabbildung

1.10 Dokumentation

Jedes untersuchte Gelenk bzw. jede untersuchte Region muss in mindestens zwei Standardschnittebenen bildlich dokumentiert und mit einem adäquaten schriftlichen Befund beschrieben werden:

- **Unauffälliger Untersuchungsbefund:** 2 Standardschnittebenen (unters. Gelenk/Region) nach Wahl,
- **Pathologischer Untersuchungsbefund:** 2 Standardschnittebenen des pathologischen Befundes, fakultativ seitenvergleichende Abbildung.

Für die Dokumentation und Archivierung der Ultraschallaufnahmen empfehlen wir geeignete elektronische Bildverarbeitungs- und -speichersysteme.

1.11 Typische Darstellung anatomischer Strukturen

1.11.1 Knochen

Die Oberfläche des Knochens stellt sich bei korrekter Geräteeinstellung und Schallkopfauflage stets als ein scharfer, schmaler und echogener Reflex dar. Der diaphysäre Abschnitt eines Röhrenknochens kann in der Longitudinalschnittebene als homogene, nahezu gerade echogene Linie, in der Transversalschnittebene meistens als echogener Kreisausschnitt abgebildet werden (◘ Abb. 1.2a, b). Da die Knochenoberfläche nur von 0,1–1 % der Schallwellen durchdrungen wird, sind intraossäre Strukturen sonografisch nicht zugänglich. Es kann nur die dem Schall-

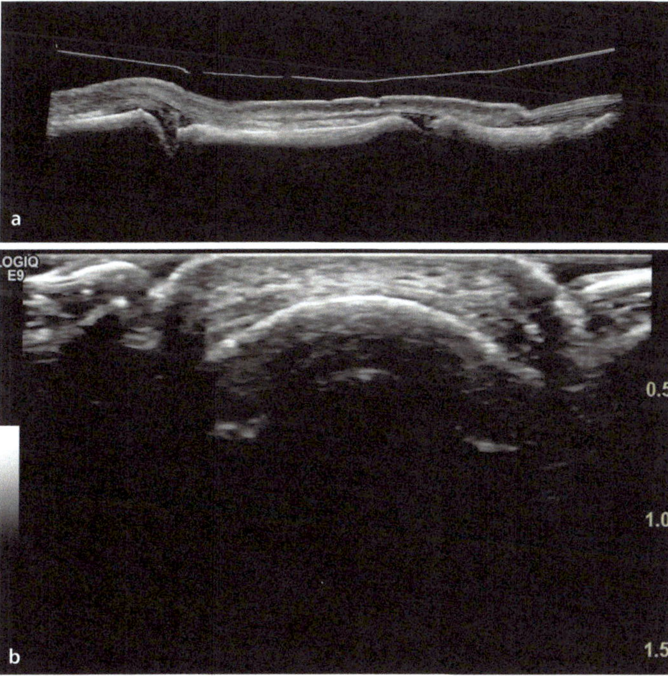

◘ **Abb. 1.2a,b** Mittelfinger im dorsalen Longitudinal- (**a**) und Transversalschnitt (**b**). (© Gruber, Schamberger, Konermann)

kopf zugewandte Knochenoberfläche beurteilt werden. Eine Unterscheidung zwischen Kortikalis und Periost ist sonografisch nicht möglich.

Offene Epiphysenfugen kommen als echofreie Unterbrechung der Kortikalis zwischen der Epi- und Metaphyse zur Darstellung.

1.11.2 Hyaliner Knorpel

Der hyaline Knorpel stellt sich echoarm bzw. echofrei, direkt der Kortikalis aufliegend, dar (◘ Abb. 1.3a, b und ◘ Abb. 1.4a, b).

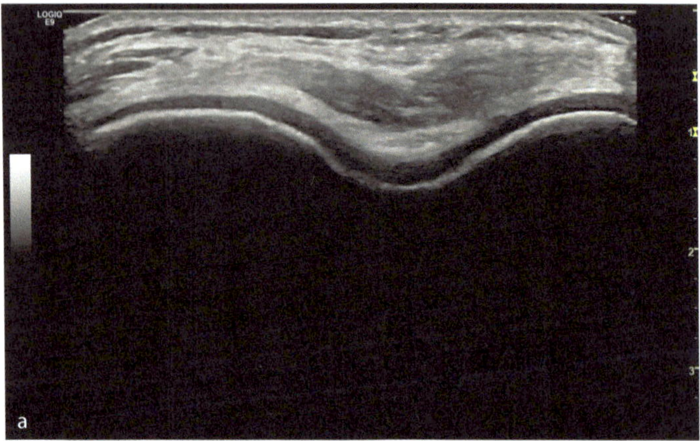

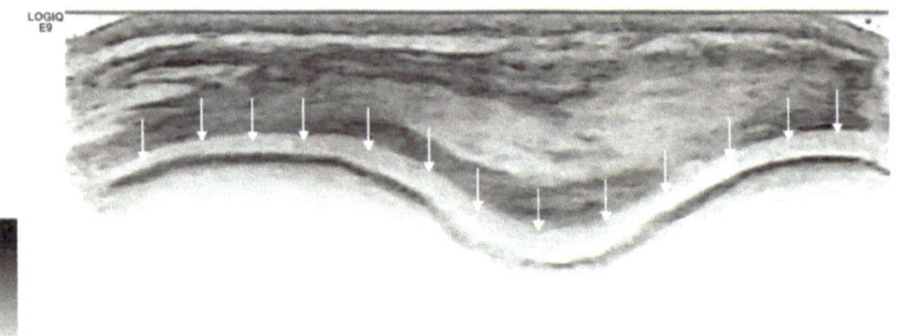

◘ **Abb. 1.3** **a** Distales Femur, ventraler Transversalschnitt. **b** Erklärendes Piktogramm. *Pfeile:* hyaliner Knorpel. (© Gruber, Schamberger, Konermann)

1.11.3 Faserknorpel

Faserknorpel stellt sich homogen mittelgradig echoreich dar und kann von dem echofreien hyalinen Knorpel in der Regel sehr gut abgegrenzt werden, z. B. Meniskushinterhorn. Eine Abgrenzung gegenüber der Gelenkkapsel und dem Fettgewebe ist meistens schwierig (▣ Abb. 1.4a, b).

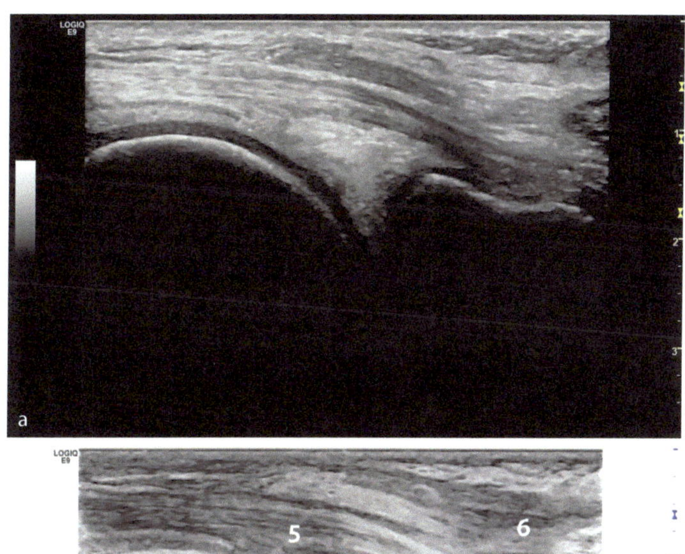

▣ **Abb. 1.4** **a** Kniegelenk, dorsaler Longitudinalschnitt. **b** Erklärendes Piktogramm. *1* Condylus femoris medialis, *2* dorsomedialer Tibiakopf, *3* Gelenkspalt mit Innenmeniskushinterhorn, *4* Gelenkkapsel, *5* Mm. semimembranosus et semitendinosus, *6* M. gastrocnemius caput mediale. (© Gruber, Schamberger, Konermann)

1.11.4 Gelenkkapsel und Bursa

Die Gelenkkapsel stellt sich als schmale echogene Linie dar, die in der Regel dem hyalinen Knorpel aufliegt. Normalerweise kann sie nicht

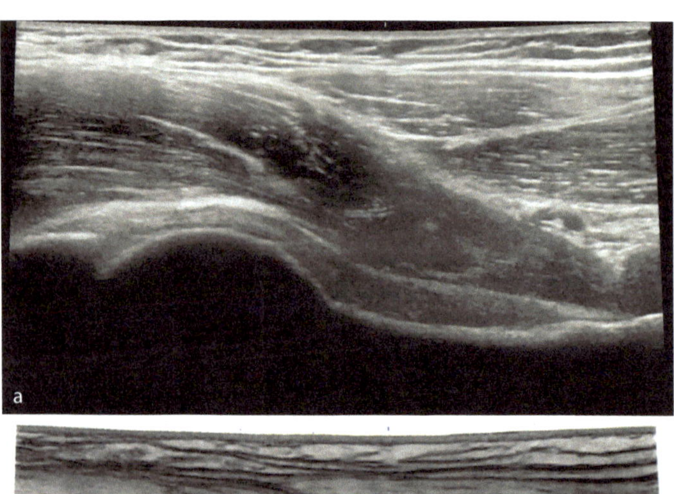

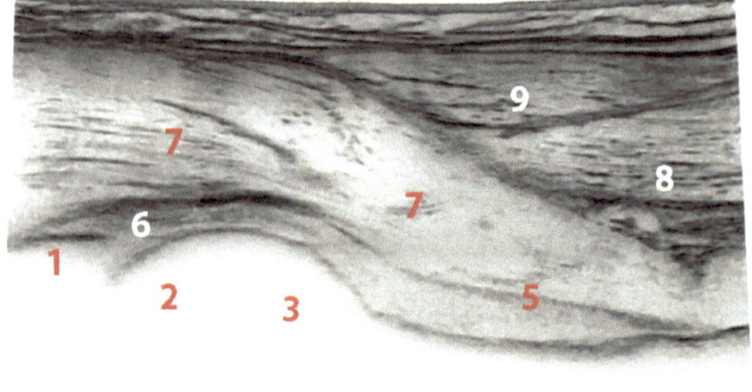

b

Abb. 1.5 **a** Hüftgelenk, ventraler Longitudinalschnitt. **b** Erklärendes Piktogramm. (*1* Ventraler Acetabulumrand, *2* Epiphyse, *3* Metaphyse, *4* Schenkelhals, *5* Gelenkkapsel, *6* Lig. iliofemorale, *7* M. iliopsoas, *8* Mm. vastus lateralis et tensor fasciae latae, *9* Mm. sartorius et rectus femoris). **c** Schultergelenk, lateraler Longitudinalschnitt. **d** Erklärendes Piktogramm (*1* Humeruskopf, *2* Acromion, *3* Sehne des M. supraspinatus, *4* M. deltoideus, *5* hyaliner Knorpel). (© Gruber, Schamberger, Konermann)

sicher gegenüber den periartikulären Bandstrukturen und der Muskulatur abgegrenzt werden. Die gesunde Bursa stellt sich als schmale, echoarme Linie mit echogener Begrenzung im Weichteilgewebe dar (▣ Abb. 1.5a–d).

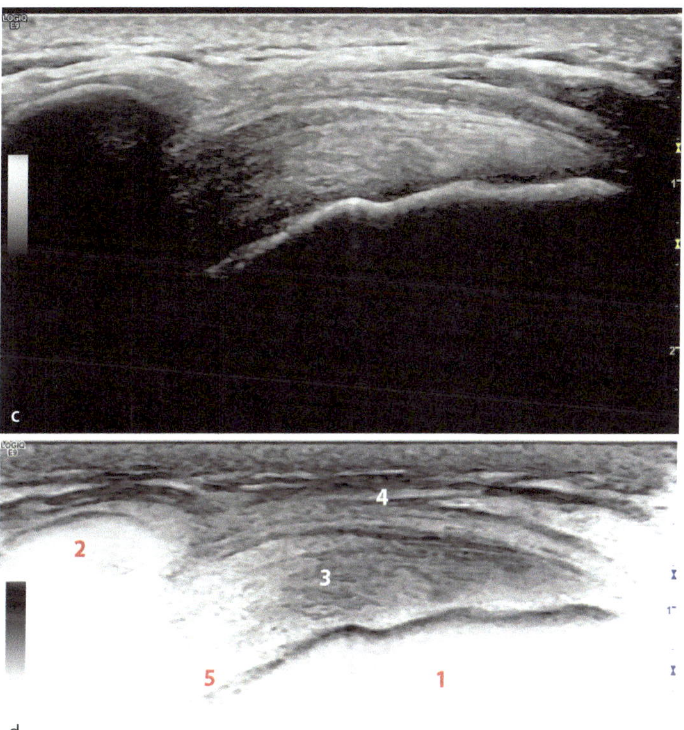

▣ **Abb. 1.5c, d** (Fortsetzung)

1.11.5 Sehne

Die gesunde Sehne stellt sich bei orthograder Schallstrahlrichtung im Longitudinalschnitt als unzählige echoreiche und parallel zueinander angeordnete Linien dar. Im Transversalschnitt ist sie bei orthograder Schallstrahlrichtung echoreich und queroval bis rund. Diese echoreiche Darstellung der Sehnenstruktur wird als Textur bezeichnet. Aufgrund des Phänomens der Reflexumkehr stellt sich eine gesunde Sehne bei orthograder Schallstrahlrichtung echogen und bei schräger Schallstrahlrichtung echoarm dar. Der knöcherne Ansatzbereich großer Sehnen stellt sich üblicherweise echoarm und dreieckig dar. Eine Abgrenzung der Sehne vom Peritendineum ist in der Regel nicht sicher möglich. Einzelne Sehnenfasern oder deren Rupturen können bei einer Dicke von 6–10 µm momentan noch nicht sicher differenziert werden (◘ Abb. 1.6a, b).

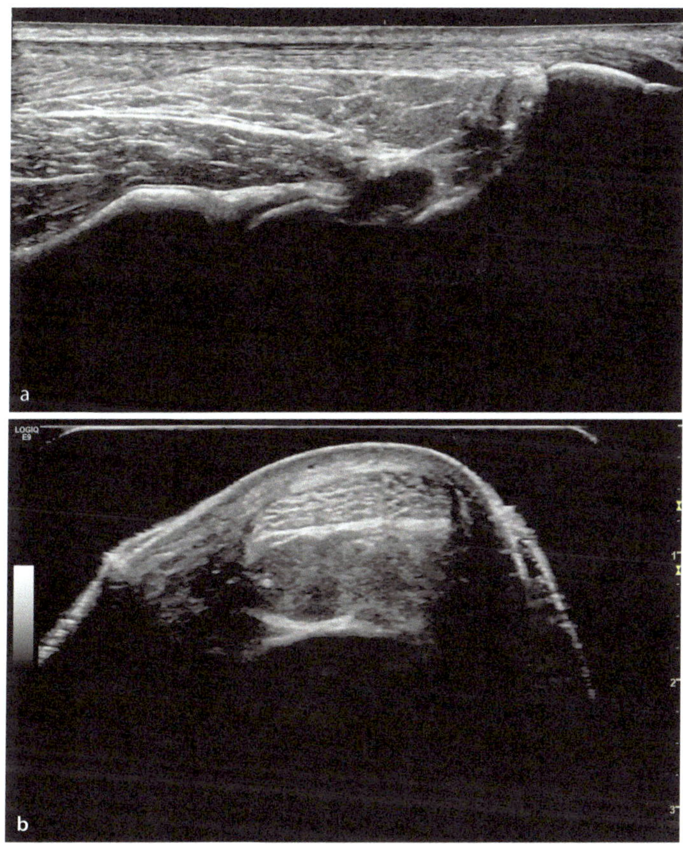

Abb. 1.6a,b Achillessehne im Longitudinal- (**a**) und Transversalschnitt (**b**)

1.11.6 Bandstrukturen

Während man mit früheren Ultraschallgerätegenerationen oft Schwierigkeiten hatte, die Ligamente sicher darzustellen, gelingt dies heutzutage oft ohne Probleme. Sie lassen sich am besten in einer Longitudinalschnittebene ihrem Verlauf entsprechend zwischen zwei Knochen darstellen. Je nach Anschallwinkel kommen sie echoreich oder echoarm zur Darstellung (◘ Abb. 1.7a, b und ◘ Abb. 1.8a, b).

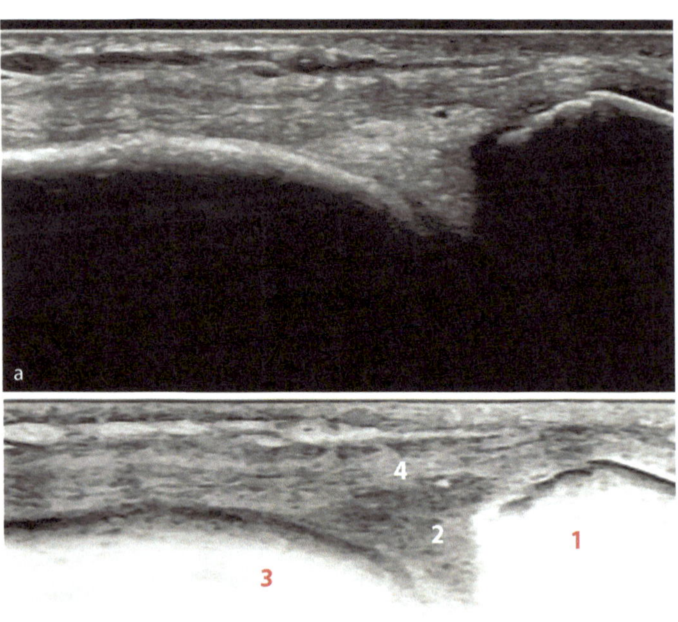

◘ **Abb. 1.7** **a** Kniegelenk, medialer Longitudinalschnitt über dem Lig. collaterale mediale. **b** Erklärendes Piktogramm. *1* Tibia, *2* Innenmeniskus, Pars intermedia, *3 distales Femur*, *4* Lig. collaterale mediale. (© Gruber, Schamberger, Konermann)

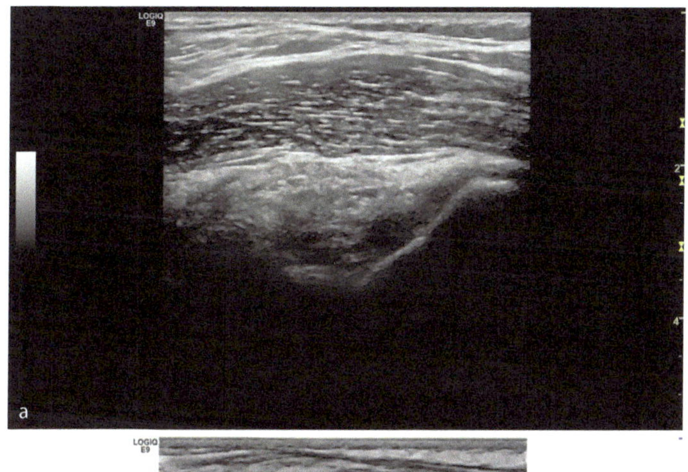

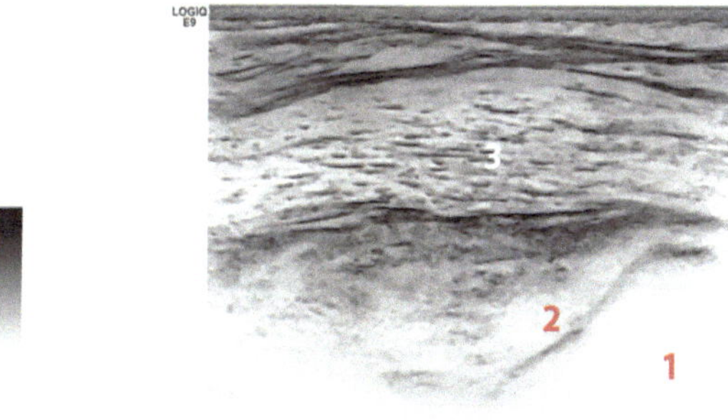

Abb. 1.8 **a** Kniegelenk, dorsaler interkondylärer Longitudinalschnitt über dem hinteren Kreuzband. **b** Erklärendes Piktogramm. *1* Dorsaler Tibiakopf, *2* hinteres Kreuzband, *3* M. gastrocnemius caput mediale. (© Gruber, Schamberger, Konermann)

1.11.7 Fettgewebe

Das Fettgewebe kann interindividuell von echoreich bis echoarm variieren (◘ Abb. 1.9).

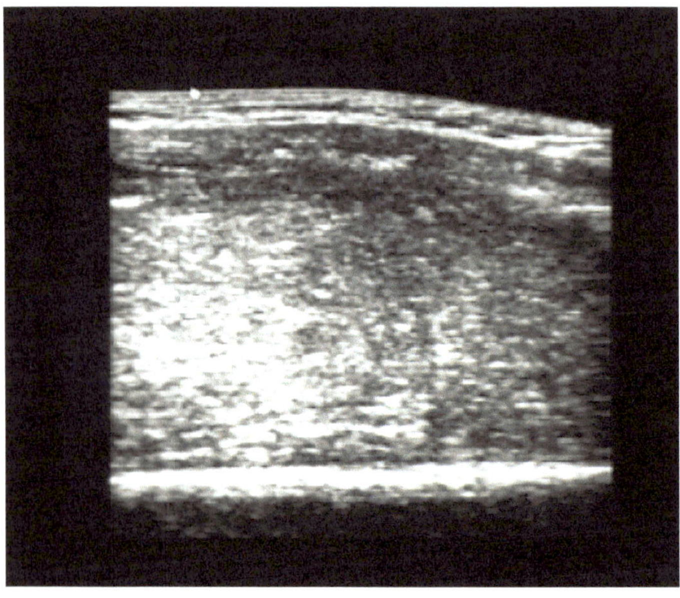

◘ **Abb. 1.9** Fettgewebe (Lipom) im Bereich des ventralen Oberschenkels im Longitudinalschnitt. (© Gruber, Schamberger, Konermann)

1.11.8 Gefäße

Bereits im B-Bild-Verfahren kann man Arterien von Venen unterscheiden (◘ Abb. 1.10a, b).

- Arterien erkennt man an ihrer rhythmischen Pulsation. Das Lumen ist beim Gesunden echoarm bis echofrei dargestellt.
- Venen erkennt man beim Gesunden an ihrer echoarmen bis echofreien Darstellung – nicht pulsierend. Eine gesunde Vene lässt sich durch Verstärkung des Schallkopfanpressdruckes komprimieren.

Durch Verwendung von Farbduplexverfahren oder CW-Technik wird die Validität der Untersuchung verbessert.

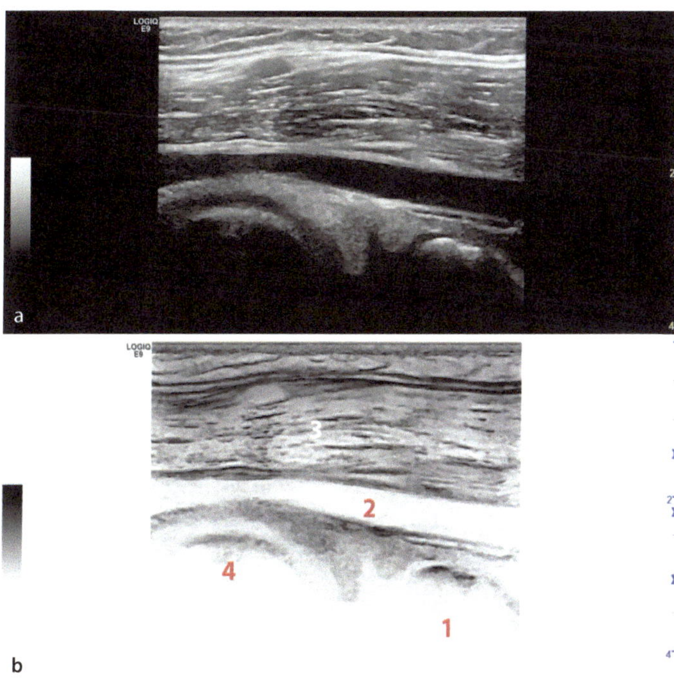

◘ **Abb. 1.10** **a** Kniegelenk, dorsaler interkondylärer Longitudinalschnitt über der A. poplitea. **b** Erklärendes Piktogramm. *1* Dorsaler Tibiakopf, *2* A. poplitea, *3* M. gastrocnemius caput mediale, *4* Condylus femoris medialis. (© Gruber, Schamberger, Konermann)

1.11.9 Nervengewebe

Das Nervengewebe stellt sich im Longitudinalschnitt – abhängig vom Anschallwinkel – echoarm bis echoreich dar. Im Transversalschnitt kommt es mit kleinen faszikulären Strukturen zur Darstellung. Eine Abgrenzung zum umgebenden Binde- und Fettgewebe ist häufig schwierig (▫ Abb. 1.11a, b und ▫ Abb. 1.12a, b).

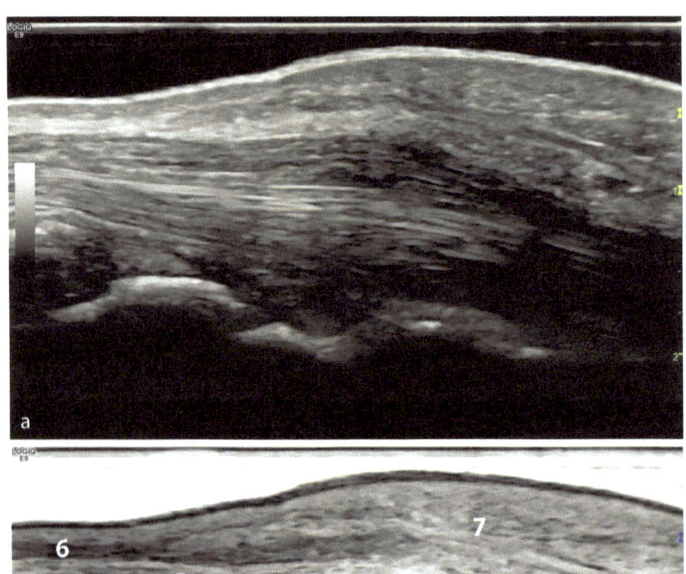

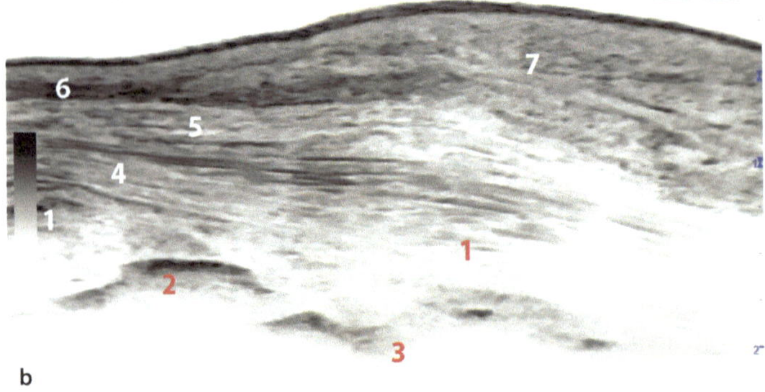

▫ **Abb. 1.11** **a** Handgelenk, palmarer Longitudinalschnitt über dem N. medianus. **b** Erklärendes Piktogramm. *1* Radius, *2* Os scaphoideum, *3* Os capitatum, *4* Sehne der Mm. flexor digitorum superficialis et profundus *5* N. medianus, *6* Lig. carpi transversum, *7* Thenar. (© Gruber, Schamberger, Konermann)

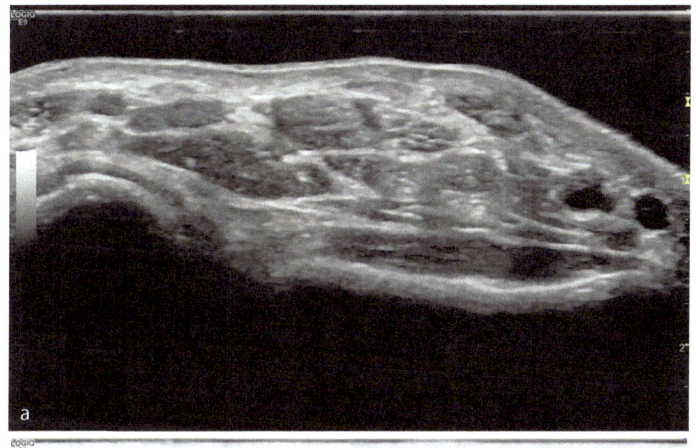

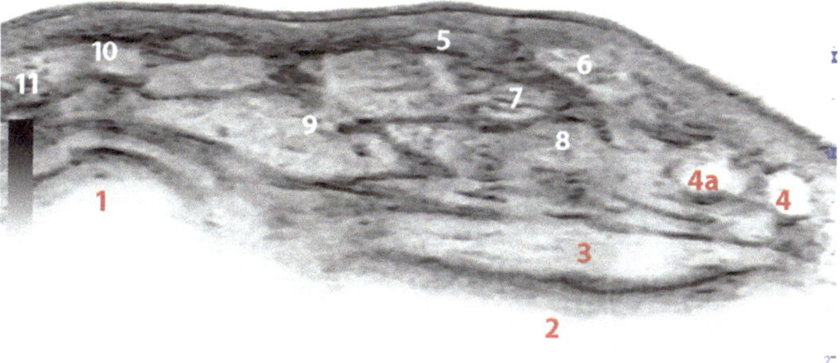

Abb. 1.12 **a** Handgelenk, palmarer Transversalschnitt über dem N. medianus. **b** Erklärendes Piktogramm. *1* Ulna, *2* Radius, *3* M. pronator quadratus, *4* A. radialis, *4a* A. radialis, R. palmaris superficialis, *5* Sehne des M. palmaris longus, *6* Sehne des M. flexor carpi radialis, *7* N. medianus, *8* Sehne des M. flexor pollicis longus, *9* Sehnen der Mm. flexor digitorum superficialis et profundus, *10* A. ulnaris, *11* Sehne des M. flexor carpi ulnaris. (© Gruber, Schamberger, Konermann)

1.11.10 Skelettmuskulatur

Die sonografische Darstellung von gesunder Skelettmuskulatur ist abhängig vom Patientenalter sowie von Muskeltonus, Geräteeinstellung und Anschallwinkel. Typisch ist das Auftreten von echoreichen neben echoarmen Arealen (◘ Abb. 1.13a, b und ◘ Abb. 1.14a, b). Bei orthogra-

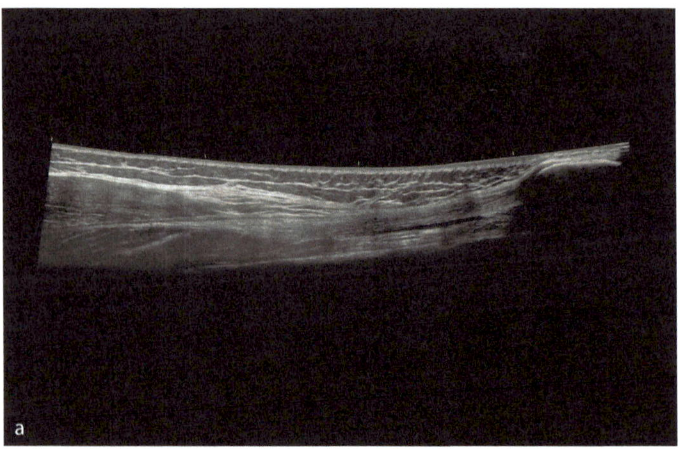

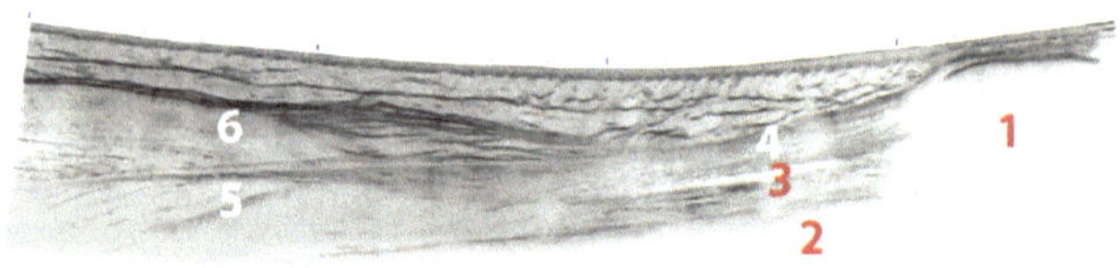

◘ **Abb. 1.13** **a** Oberschenkel, anteriorer Longitudinalschnitt. **b** Erklärendes Piktogramm. *1* Patella, *2* ventrales Femur, *3* oberer Rezessus, *4* Qadrizepssehne, *5* M. vastus intermedius, *6* M. rectus femoris. (© Gruber, Schamberger, Konermann)

der Anschallrichtung stellt sich der abgebildete Muskel echoreich dar, bei schräger Anschallrichtung echoarm.

Tipp

- Vorsicht bei der Beurteilung – Fehldiagnosen sind leicht möglich!

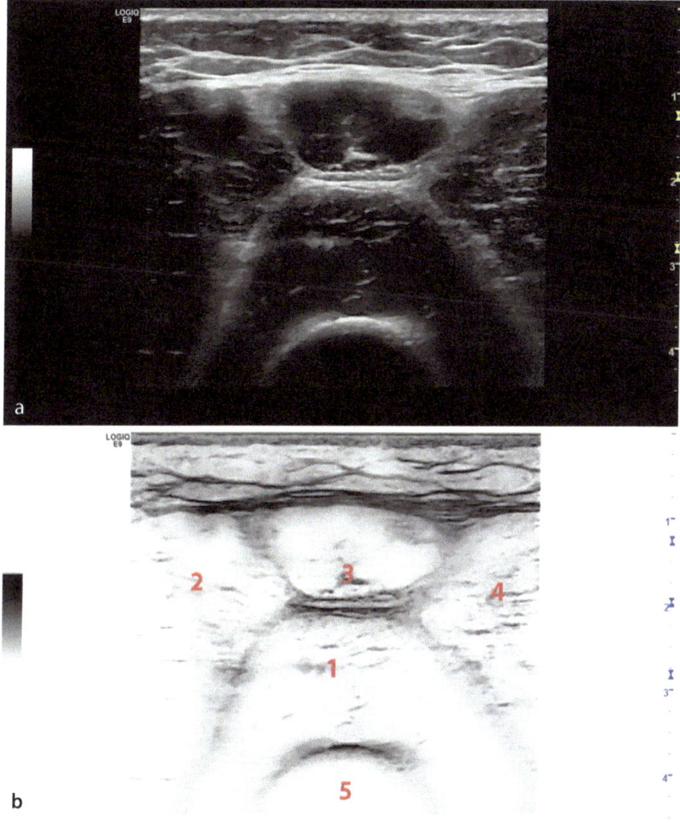

Abb. 1.14 **a** Oberschenkel, ventraler Transversalschnitt. **b** Erklärendes Piktogramm. *1* M. vastus intermedius, *2* M. vastus medialis, *3* M. rectus femoris, *4* M. vastus lateralis, *5* Femurschaft. (© Gruber, Schamberger, Konermann)

Schultergelenk

G. Gruber, C. Schamberger, W. Konermann

G. Gruber et al., *Sonografie in Orthopädie, Unfallchirurgie und Rheumatologie*
https://doi.org/10.1007/978-3-662-57659-5_2

2.1 Typische Indikationen und Befunde

Einteilung	Erkrankungen
Veränderungen des Knochens	Omarthrose Schultereckgelenk: – Verletzungen des AC-Gelenkes – Arthrose und Arthritis des AC-Gelenkes Frakturen: – Hill-Sachs-Defekt – Tub.-majus-Fraktur
Veränderungen der Bursen und der Gelenkhöhle	Gelenkerguss Hypervaskularisierung der Gelenkkapsel Bursitiden: – Bursitis subacromialis – Bursitis subcoracoidea – Bursitis subdeltoidea
Veränderungen der Sehnen und Bänder	Rotatorenmanschettenveränderungen: – Rupturen – Teilrupturen Bizepssehne: – Tenosynovialitis – Ruptur der langen Bizepssehne – Luxation der langen Bizepssehne (Pulley-Läsion)
Kombinierte Veränderungen und weitere Befunde	Verkalkungen im Bereich der Sehnen Tumor (z. B. Ganglion) Muskelatrophie (z. B. M. infraspinatus) Spinoglenoidale Zyste Fremdkörper

2.2 Untersuchungsablauf

Untersuchungsregionen

Die standardisierte sonografische Untersuchung des Schultergelenkes wird in posterioren, lateralen und anterioren Schnittebenen, jeweils in Longitudinal- und Transversalschnitten sowie in einem axillären Longitudinalschnitt durchgeführt.

Set-up

Patient/-in sitzt auf Drehhocker mit Blick auf das Ultraschallgerät. Untersucher/-in sitzt oder steht dahinter.

Allgemeine Tipps

- Es sollte darauf geachtet werden, dass der zu untersuchende Arm des Patienten frei zu bewegen ist, damit die primär statische Untersuchung um die wichtige dynamische Komponente ergänzt werden kann.
- Der Schallkopf sollte bei der Untersuchung der Schulter mit beiden Händen geführt werden.

Dokumentationsempfehlung bei unauffälligem Befund

- Lateraler Longitudinalschnitt
- Coracoacromialer Schnitt

2.3 Posteriore Standardschnittebenen

2.3.1 Posteriorer Transversalschnitt

Schallkopfposition: (◻ Abb. 2.1)	Der Schallkopf wird kaudal und parallel zur Spina scapulae leicht nach lateral ansteigend aufgesetzt.
Zielstrukturen: (◻ Abb. 2.2, ◻ Abb. 2.3)	Glenoidrand Humeruskopf

Tipps

- Schallkopf auf die Spina scapulae aufsetzen.
- Laterales Drittel des Schallkopfes liegt auf der posterolateralen Acromionkante.
- Jetzt den Schallkopf unter leichtem Druck parallel nach distal führen.
- Gelenkspalt mit Kapsel mittig einstellen, die Rotation am Patientenarm erleichtert hier die Identifizierung der knöchernen Strukturen (bewegt wird der Humeruskopf, das Glenoid ist statisch).
- Der Oberarm wird aktiv gegen den Körper gepresst, hierdurch kann ein Gelenkerguss durch die sich nun vermehrt ausbildende Kapseldistension besser dargestellt werden.

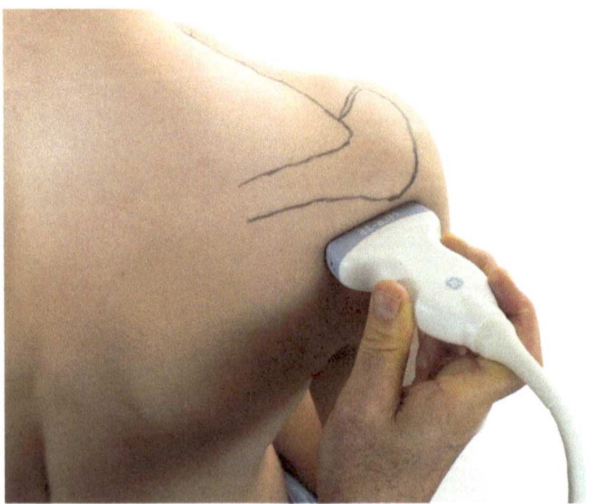

◻ **Abb. 2.1** Schallkopfposition. (© Konermann, Gruber, Sauerwein)

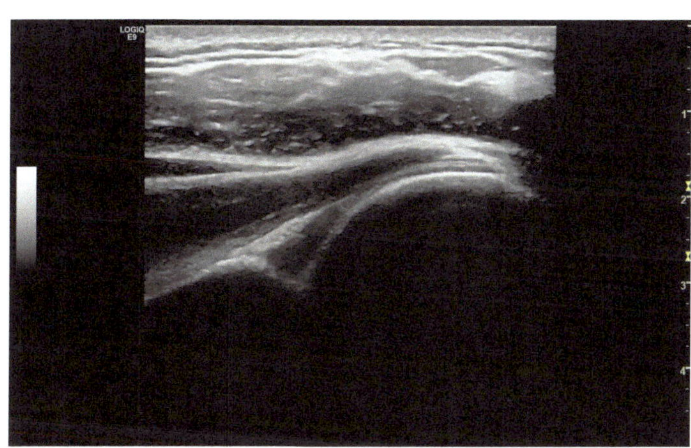

Abb. 2.2 Ultraschallbild. (© Gruber, Schamberger, Konermann)

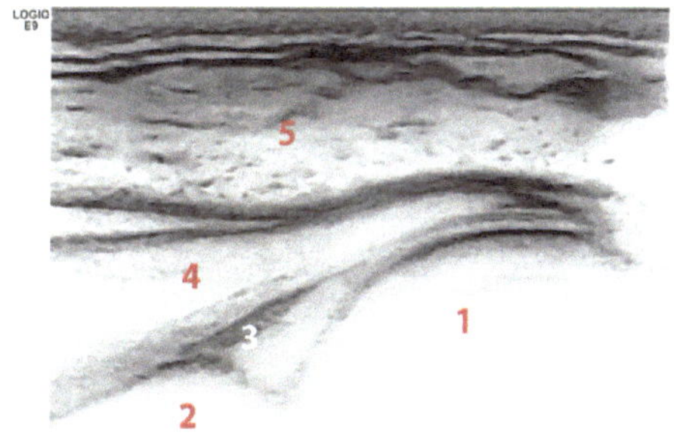

Abb. 2.3 Erklärendes Piktogramm. *1* Humeruskopf, *2* Glenoid, *3* Kapsel-Labrum-Komplex, *4* M. infraspinatus, *5* M. deltoideus. (© Gruber, Schamberger, Konermann)

2.3.2 Posteriorer Longitudinalschnitt

Schallkopfposition: (◘ Abb. 2.4)	Posterior parallel zur Humerusschaftlängsachse über dem proximalen Humerus
Zielstrukturen: (◘ Abb. 2.5, ◘ Abb. 2.6)	Acromion Humeruskopf mit Humerusschaft M. infraspinatus und M. teres minor

Tipps

- Die Kortikalis des Humerusschaftes parallel zum Monitoroberrand einstellen
- Arm in Innenrotation

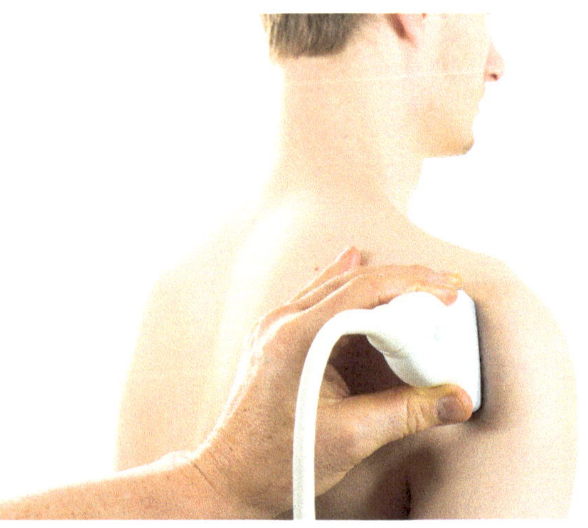

◘ **Abb. 2.4** Schallkopfposition. (© Konermann, Gruber, Sauerwein)

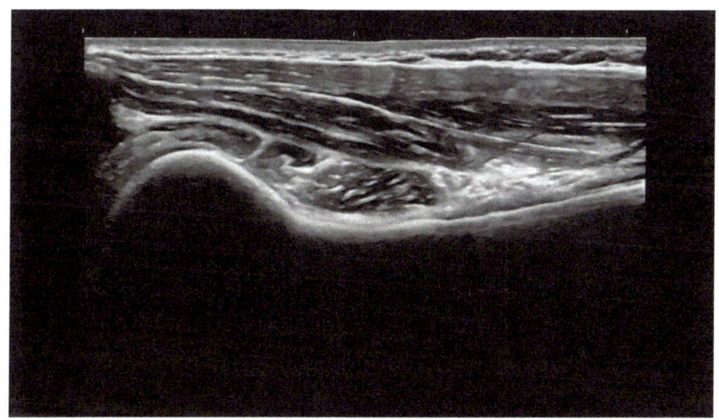

Abb. 2.5 Ultraschallbild. (© Gruber, Schamberger, Konermann)

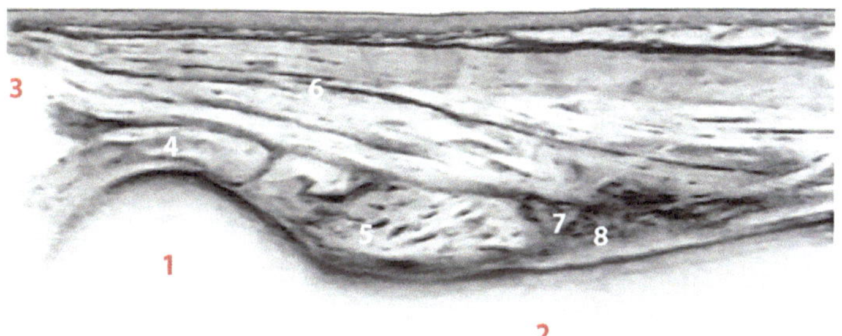

Abb. 2.6 Erklärendes Piktogramm. *1* Humeruskopf, *2* Humerusschaft, *3* Acromion, *4* M. infraspinatus, *5* M. teres minor, *6* M. deltoideus, *7* N. axillaris, *8* A. circumflexa posterior humeri. (© Gruber, Schamberger, Konermann)

2.4 Laterale Standardschnittebenen

2.4.1 Lateraler Longitudinalschnitt (Rabenschnabel-Schnitt)

Schallkopfposition: (◘ Abb. 2.7)	Der Schallkopf wird mit dem medialen Ende am lateralen Acromionrand in Verlängerung des M. supraspinatus aufgesetzt. Das Bild entspricht der Form eines Rabenschnabels.
Zielstrukturen: (◘ Abb. 2.8, ◘ Abb. 2.9)	Humeruskopf Sehne des M. supraspinatus

Tipps

- Den an den Thorax angelegten Arm des Patienten aus Neutralposition etwas retrovertieren.
- Schallkopf im Verlauf des M. supraspinatus aufsetzen, d. h. das distale Schallkopfende zeigt aufgrund der Skapulaposition – bedingt durch die physiologische Thoraxrundung von ca. 30° – etwas nach anterior.
- Bei maximaler Innenrotation lässt sich die Infraspinatussehne in die Untersuchungsebene drehen.

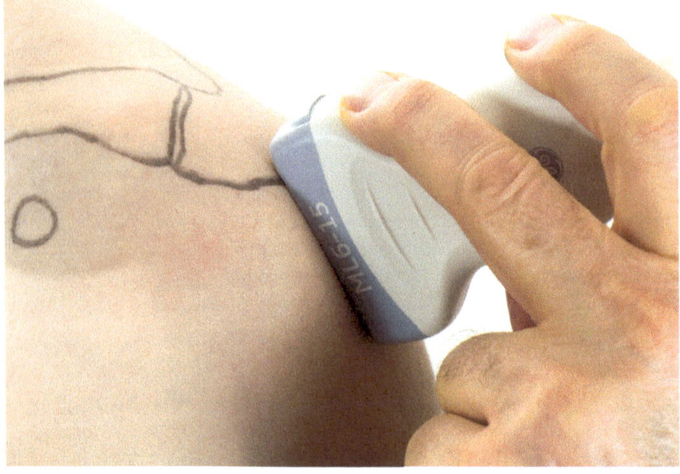

◘ **Abb. 2.7** Schallkopfposition. (© Konermann, Gruber, Sauerwein)

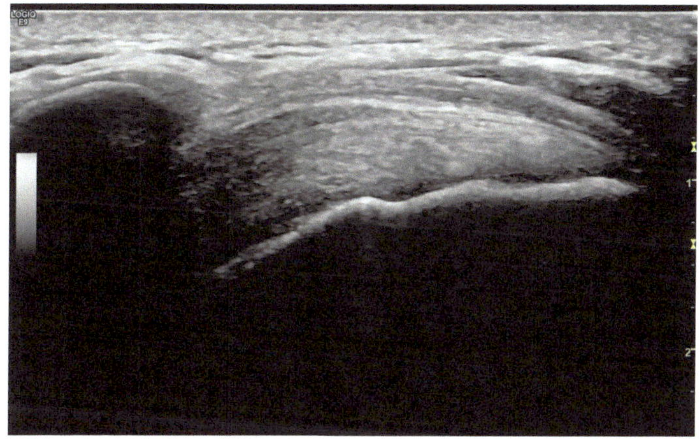

Abb. 2.8 Ultraschallbild. (© Gruber, Schamberger, Konermann)

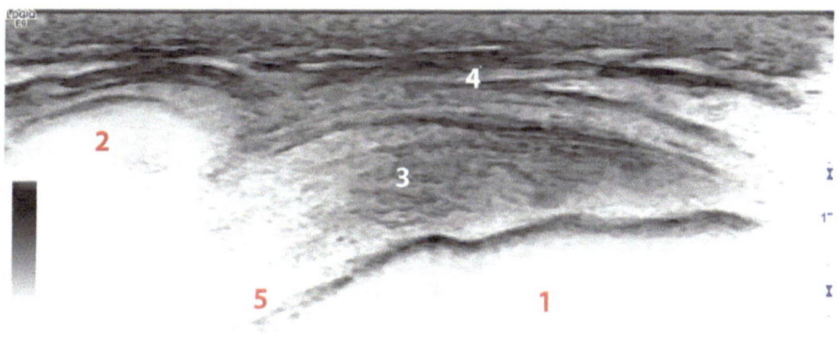

Abb. 2.9 Erklärendes Piktogramm. *1* Humeruskopf, *2* Acromion, *3* Sehne des M. supraspinatus, *4* M. deltoideus, *5* Knorpel. (© Gruber, Schamberger, Konermann)

2.4.2 Lateraler Transversalschnitt

Schallkopfposition: (◘ Abb. 2.10)	Der Schallkopf wird lateral des Acromions über dem Humeruskopf aufgesetzt, 90° zum lateralen Longitudinalschnitt.
Zielstrukturen: (◘ Abb. 2.11, ◘ Abb. 2.12)	Humeruskopf Supraspinatussehne und Infraspinatussehne

Tipps

- Durch Innen- und Außenrotation kann die Supraspinatussehne sowie die Infraspinatussehne im Querschnitt eingestellt werden.
- Dieser Schnitt eignet sich zum Needeling eines intratendinösen Kalkdepots in o. a. Sehnen unter sonografischer Kontrolle.

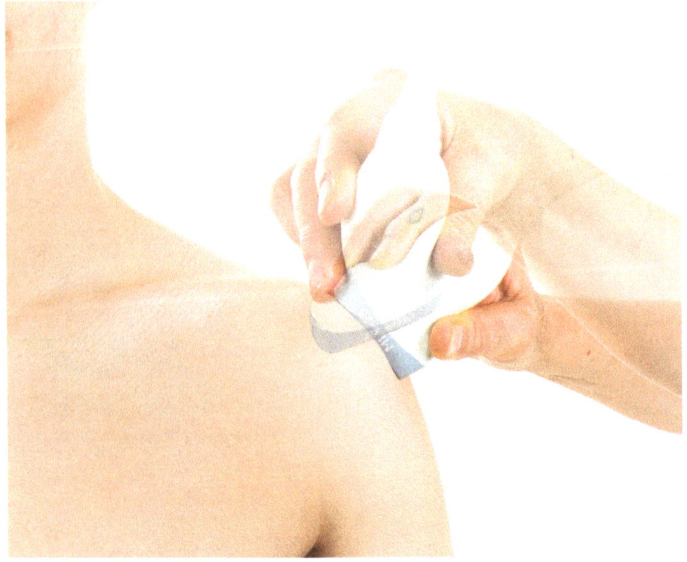

◘ **Abb. 2.10** Schallkopfposition. (© Konermann, Gruber, Sauerwein)

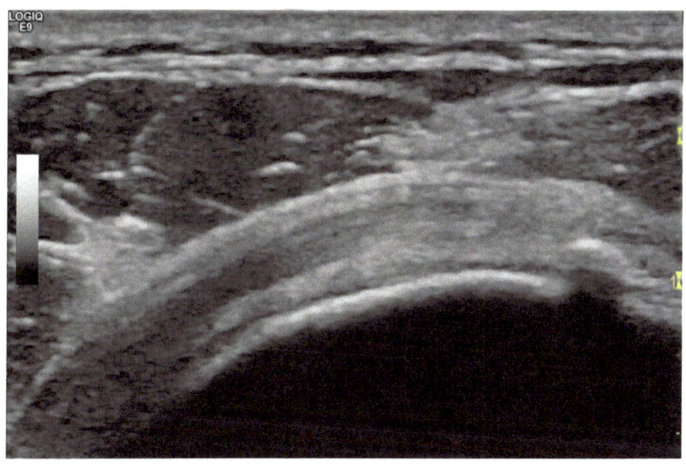

Abb. 2.11 Ultraschallbild: Als pathologischer Befund kommt ein kleines Kalkdepot in der Supraspinatussehne zur Abbildung. (© Gruber, Schamberger, Konermann)

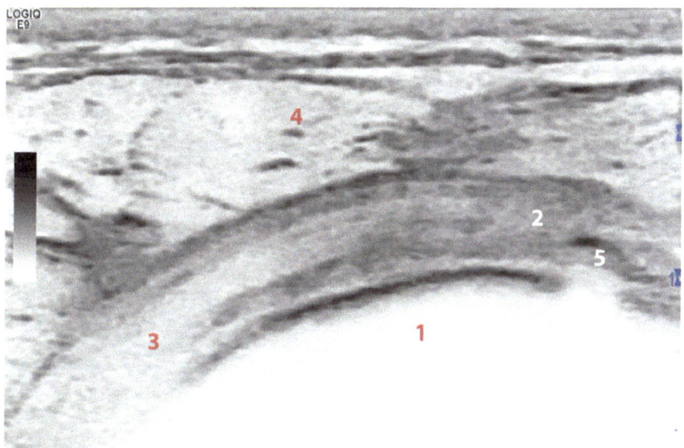

Abb. 2.12 Erklärendes Piktogramm. *1* Humeruskopf, *2* Sehne des M. supraspinatus, *3* Sehne des M. infraspinatus, *4* M. deltoideus, *5* Nebenbefundlich: Kalkdepot in der SSP-Sehne. (© Gruber, Schamberger, Konermann)

2.5 Anteriore Standardschnittebenen

2.5.1 Anteriorer Transversalschnitt

Schallkopfposition: (◘ Abb. 2.13)	Horizontal über dem Sulcus intertubercularis. Der laterale Schallkopfbereich wird entweder nach Einstellen des coracoacromialen Schnittes nach distal abgekippt oder nach Einstellen des ventralen Longitudinalschnittes um ca. 90° gedreht.
Zielstrukturen: (◘ Abb. 2.14, ◘ Abb. 2.15)	Humeruskopf mit Tub. majus und Tub. minus Sulcus intertubercularis Lange Bizepssehne M. subscapularis

Tipps

- Die lange Bizepssehne sollte orthograd eingestellt und echoreich dargestellt werden.
- Tenosynovialitiden mit typischem Halo kommen distal des Sulcus intertubercularis am besten zur Darstellung.
- Im Unterschied zum coracoacromialen Schnitt ist die Supraspinatussehne im Transversalschitt nicht dargestellt.

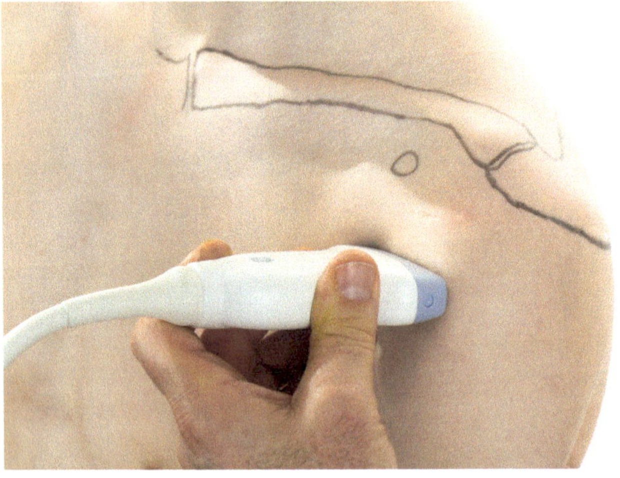

◘ **Abb. 2.13** Schallkopfposition. (© Konermann, Gruber, Sauerwein)

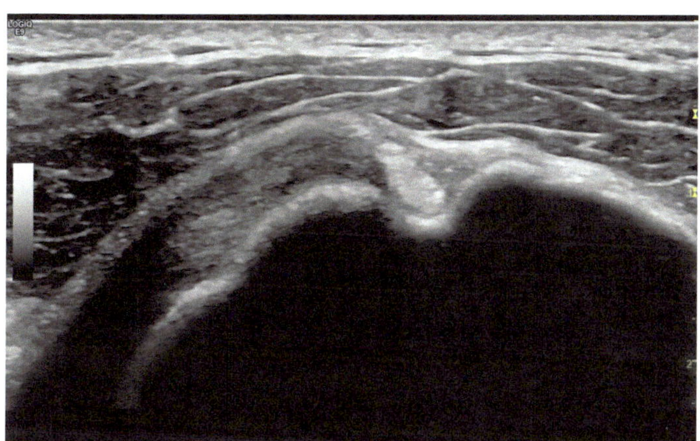

Abb. 2.14 Ultraschallbild. (© Gruber, Schamberger, Konermann)

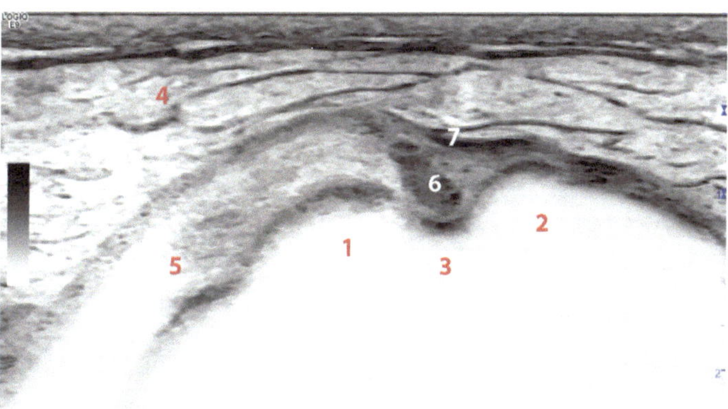

Abb. 2.15 Erklärendes Piktogramm. *1* Tub. minus, *2* Tub. majus, *3* Sulcus intertubercularis, *4* M. deltoideus, *5* Sehne des M. subscapularis, *6* lange Bizepssehne, *7* Lig. transversum humeri. (© Gruber, Schamberger, Konermann)

2.5.2 Anteriorer Longitudinalschnitt

Schallkopfposition: (▣ Abb. 2.16)	Parallel zur Humerusschaftlängsachse über dem Sulcus intertubercularis
Zielstrukturen: (▣ Abb. 2.17, ▣ Abb. 2.18)	Humeruskopf mit dem Sulcus intertubercularis Ventrale Humeruskortikalis Lange Bizepssehne

Tipps

- Oberarm des Patienten an den Thorax angelegt, supinierte Hand des Patienten liegt auf dem Oberschenkel, der Sulcus intertubercularis zeigt jetzt nach ventral.
- Schallkopf in longitudinaler Richtung aufsetzen und durch Parallelverschiebung nach medial und lateral das Tub. majus und Tub. minus aufsuchen. Das Tub. majus stellt sich als flacher breiter Hügel und das Tub. minus als spitzer Berg dar, dazwischen liegt als tiefste Stelle der Sulcus intertubercularis mit der langen Bizepssehne.
- Humerusschaftkortikalis parallel zum Monitoroberrand einstellen. Meist muss hierfür der Schallkopf distal durch mehr Druck an den Oberarm angepresst werden.

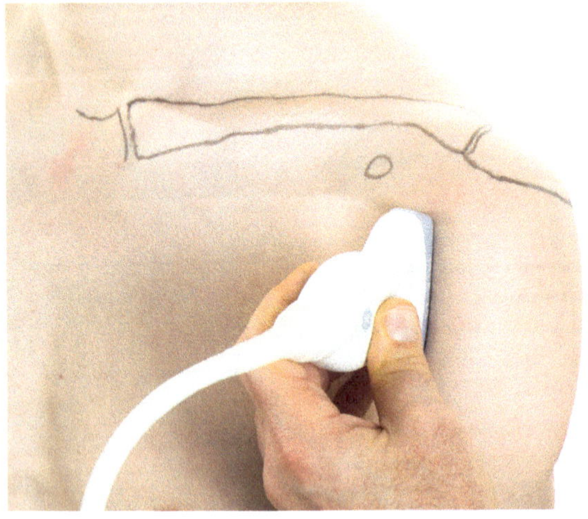

▣ **Abb. 2.16** Schallkopfposition. (© Konermann, Gruber, Sauerwein)

- Durch langsames Parallelverschieben nach medial und lateral wird die Bizepssehne aufgesucht und bei orthograder Schallstrahlrichtung echoreich abgebildet.
- Bei Teildarstellung der Bizepssehne proximal oder distal erfolgt eine minimale Korrektur der Schallkopfposition durch Drehbewegung, bis sich die lange Bizepssehne im ganzen Verlauf echoreich darstellt.

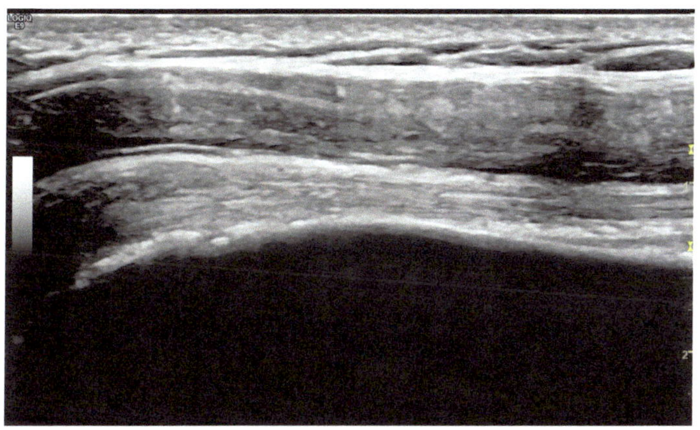

Abb. 2.17 Ultraschallbild. (© Gruber, Schamberger, Konermann)

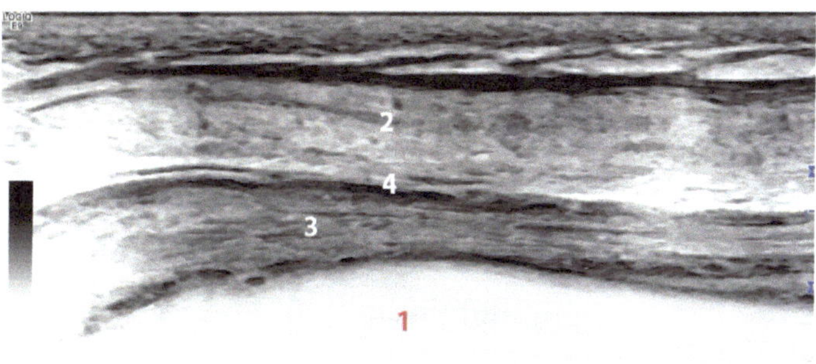

Abb. 2.18 Erklärendes Piktogramm. *1* Oberarm mit Sulcus intertubercularis, *2* M. deltoideus, *3* lange Bizepssehne, *4* Lig. transversum humeri. (© Gruber, Schamberger, Konermann)

2.5.3 Coracoacromialer Schnitt (Wagenrad-Schnitt)

Schallkopfposition: (◘ Abb. 2.19)	Distal und parallel zum Lig. coracoacromiale über dem Humeruskopf
Zielstrukturen: (◘ Abb. 2.20, ◘ Abb. 2.21)	Humeruskopf mit Tub. majus und Tub. minus Sulcus intertubercularis Lange Bizepssehne Sehne des M. subscapularis Sehne des M. supraspinatus Sehne des M. infraspinatus Lig. glenohumerale superior

Tipps

- Proc. coracoideus aufsuchen, Schallkopf lateral zum Acromion anheben, Darstellen des Lig. coracoacromiale, dann den Schallkopf planparallel nach distal führen.
- Das eingestellte Bild entspricht der Form eines Radauschnittes.
- Durch Rotation am Patientenarm Darstellung der Subskapularissehne (Arm des Patienten außenrotieren) und Supraspinatussehne (Arm des Patienten innenrotieren).
- Cave: Wird der laterale Schallkopfbereich zu weit distal positioniert, kann die Supraspinatussehne nicht abgebildet werden. Dies führt zum falsch-positiven Befund einer Supraspinatussehnenruptur.

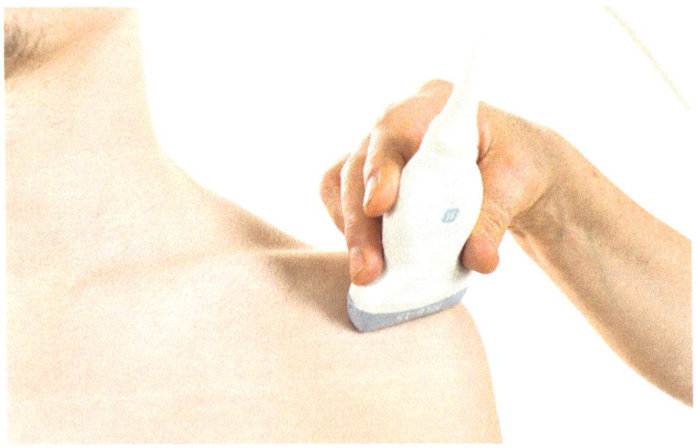

◘ **Abb. 2.19** Schallkopfposition. (© Konermann, Gruber, Sauerwein)

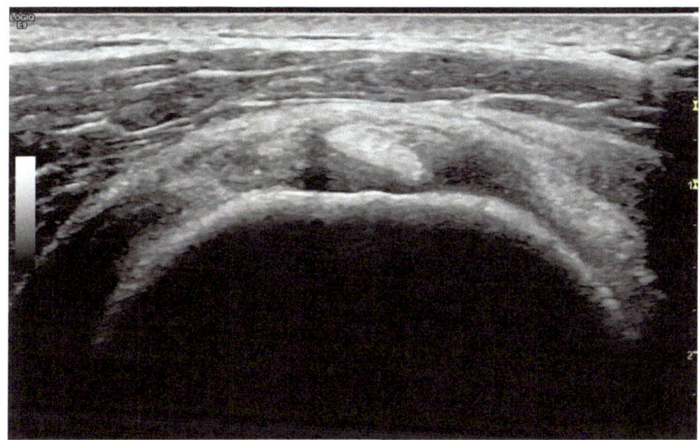

Abb. 2.20 Ultraschallbild: Typische Darstellung des Wagenrades mit Sehne des M. subscapularis, Lig. glenohumerale superius, lange Bizepssehne und Sehne des M. supraspinatus. (© Gruber, Schamberger, Konermann)

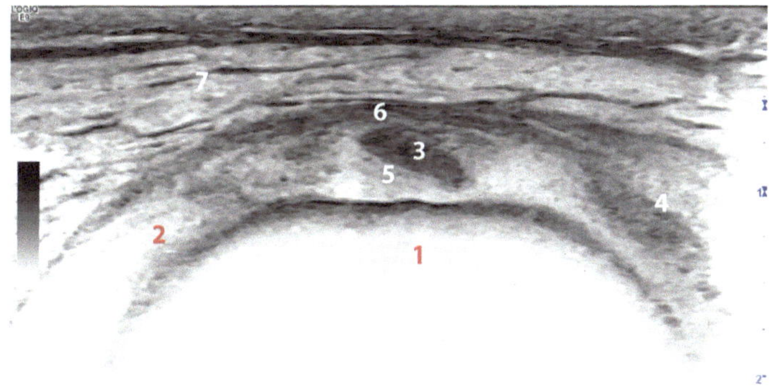

Abb. 2.21 Erklärendes Piktogramm. *1* Humeruskopf, *2* Sehne des M. subscapularis, *3* lange Bizepssehne, *4* Sehne des M. supraspinatus, *5* Ligamentum glenohumerale superior (SGHL), *6* Lig. coracohumerale (CHL), *7* M. deltoideus. (© Gruber, Schamberger, Konermann)

2.6 Axilläre Standardschnittebene

2.6.1 Axillärer Longitudinalschnitt

Schallkopfposition: (◘ Abb. 2.22)	In der Achselhöhle im Längsverlauf des Humerus
Zielstrukturen: (◘ Abb. 2.23, ◘ Abb. 2.24)	Humeruskopf Gelenkkapsel

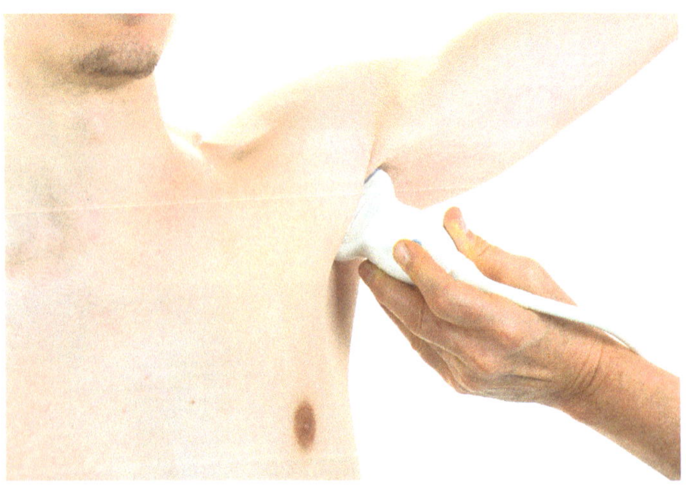

◘ **Abb. 2.22** Schallkopfposition. (© Konermann, Gruber, Sauerwein)

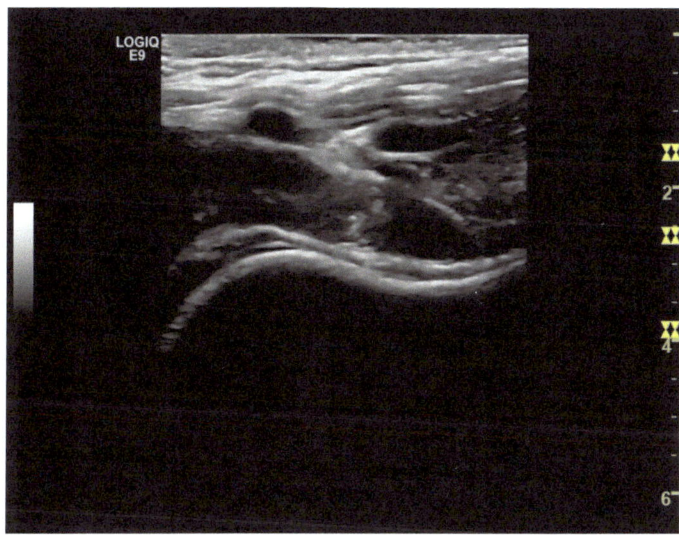

Abb. 2.23 Ultraschallbild. (© Gruber, Schamberger, Konermann)

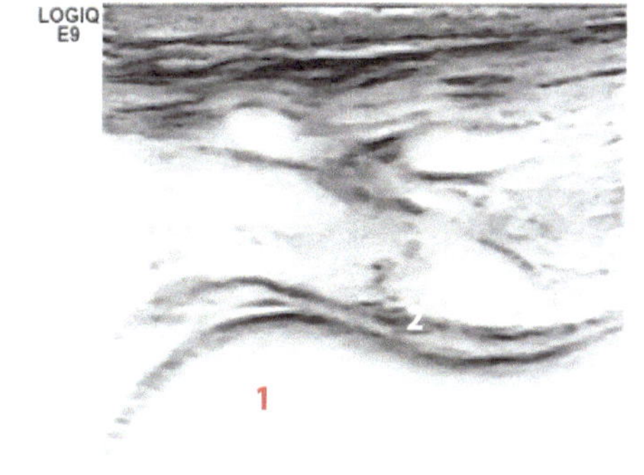

Abb. 2.24 Erklärendes Piktogramm. *1* Proximaler Humerus, *2* Gelenkkapsel. (© Gruber, Schamberger, Konermann)

2.7 Optionale Schnittebenen:

2.7.1 Superiorer Schnitt (Acromioclavikulargelenk)

Schallkopfposition: (■ Abb. 2.25)	Direkt auf dem Acromioclavikulargelenk von superior. Nur Longitudinalschnitt.
Zielstrukturen: (■ Abb. 2.26, ■ Abb. 2.27)	Laterale Clavicula Acromion

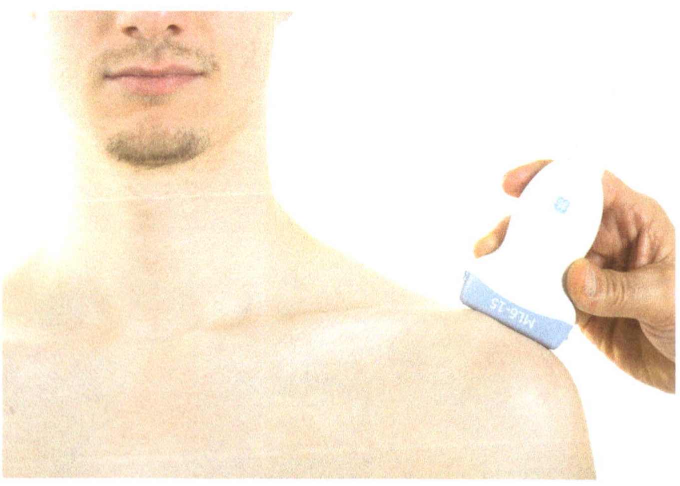

■ **Abb. 2.25** Schallkopfposition. (© Konermann, Gruber, Sauerwein)

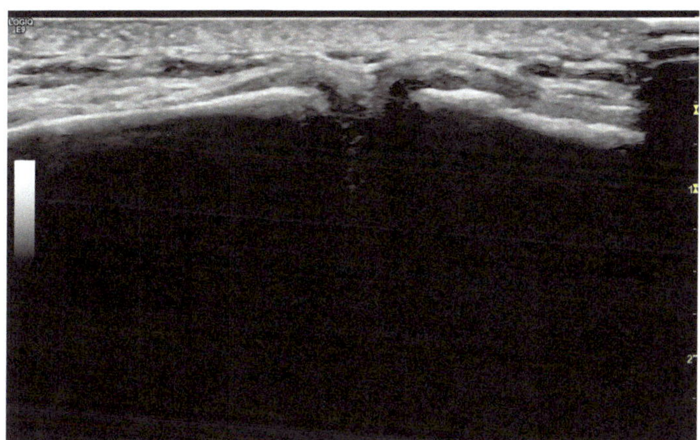

Abb. 2.26 Ultraschallbild: Der Gelenkspalt des Acromioclavikulargelenkes ist als echoarmer Bereich zwischen den beiden knöchernen Strukturen von Clavicula und Acromion zu erkennen. (© Gruber, Schamberger, Konermann)

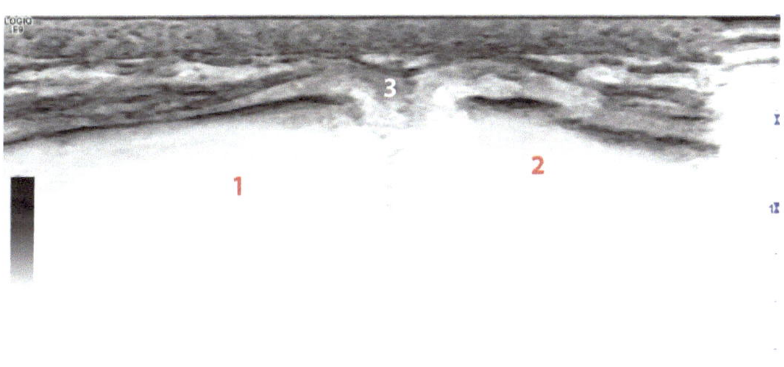

Abb. 2.27 Erklärendes Piktogramm. *1* Clavicula, Extremitas acromialis, *2* Acromion, *3* AC-Gelenkkapsel. (© Gruber, Schamberger, Konermann)

2.7.2 Schnitt über dem Sternoclavikulargelenk

Schallkopfposition: (▪ Abb. 2.28)	Direkt auf dem Sternoclavikulargelenk im Längsverlauf der Clavicula
Zielstrukturen: (▪ Abb. 2.29, ▪ Abb. 2.30)	Mediales Ende der Clavicula Sternum

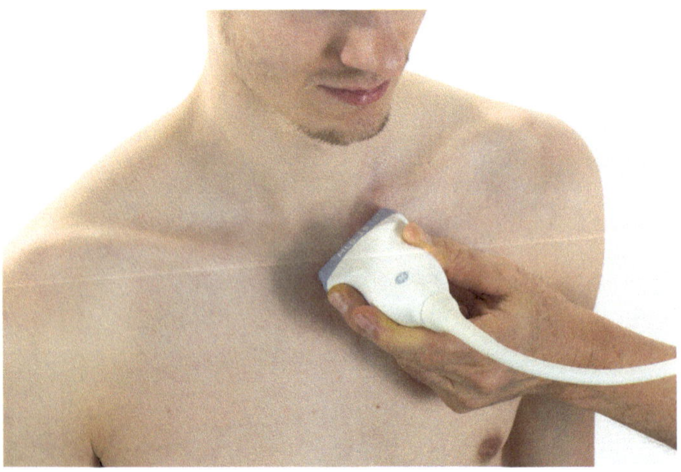

▪ **Abb. 2.28** Schallkopfposition. (© Konermann, Gruber, Sauerwein)

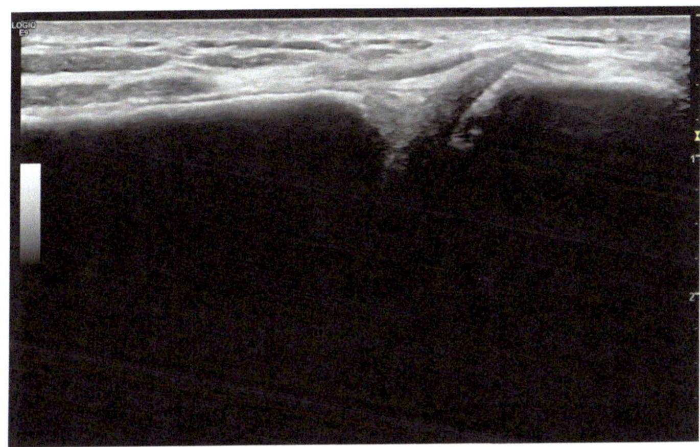

Abb. 2.29 Ultraschallbild: Der Gelenkspalt des Sternoclavikulargelenkes ist als echoarmer Bereich zwischen den beiden knöchernen Strukturen von Clavicula und Sternum zu erkennen. (© Gruber, Schamberger, Konermann)

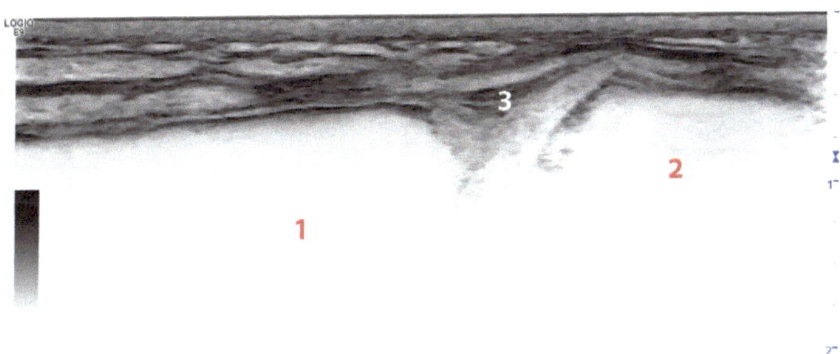

Abb. 2.30 Erklärendes Piktogramm. *1* Sternum, *2* Clavicula, Extremitas sternalis, *3* Gelenkkapsel. (© Gruber, Schamberger, Konermann)

2.7.3 Pfannenrandschnitt

Schallkopfposition: (◘ Abb. 2.31)	Anterior über dem Schultergelenk, distal einer gedachten Verbindungslinie zwischen dem Proc. coracoideus und dem Tuberculum majus
Zielstrukturen: (◘ Abb. 2.32, ◘ Abb. 2.33)	Humeruskopf Glenoidrand Labrum glenoidale

Tipps

- Den Schallkopf etwas fester an den M. pectoralis major drücken und nach medial kippen.
- Bei Untersuchung in Rückenlage Erleichterung durch Unterlegen eines Lagerungskissens unter die Scapula.
- Dynamische Untersuchung durch Innen- und Außenrotation des Oberarmes möglich.

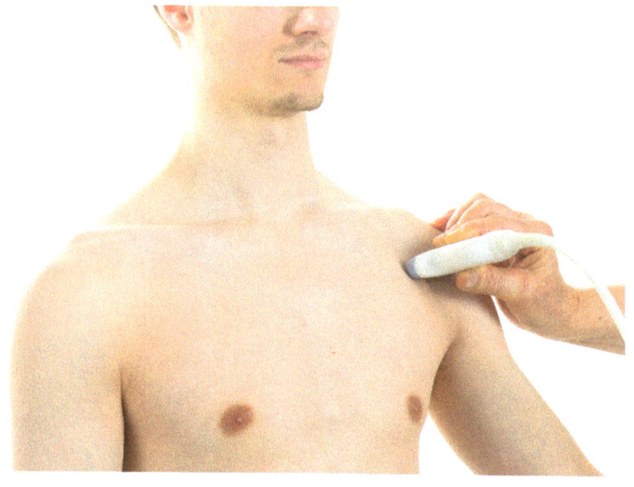

◘ **Abb. 2.31** Schallkopfposition. (© Konermann, Gruber, Sauerwein)

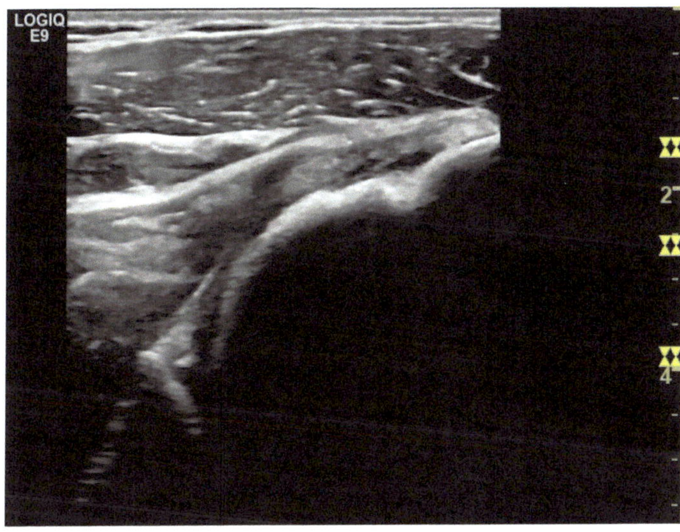

Abb. 2.32 Ultraschallbild. (© Gruber, Schamberger, Konermann)

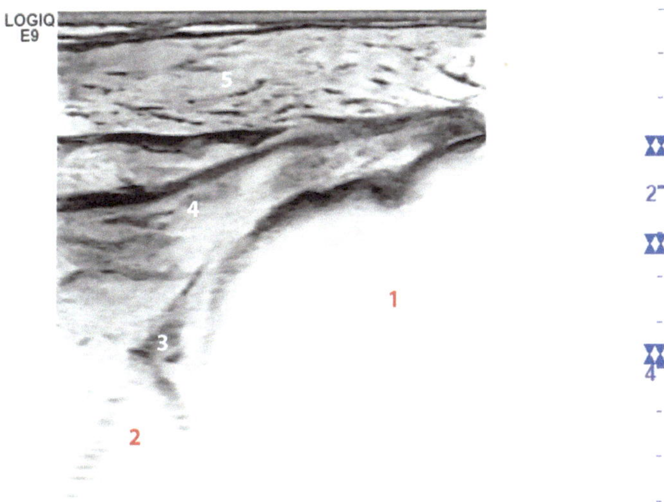

Abb. 2.33 Erklärendes Piktogramm. *1* Humeruskopf, *2* Processus glenoidale, *3* ventraler Kapsel-Labrum-Komplex, *4* M. subscapularis, *5* M. deltoideus. (© Gruber, Schamberger, Konermann)

Ellenbogengelenk

G. Gruber, C. Schamberger, W. Konermann

G. Gruber et al., *Sonografie in Orthopädie, Unfallchirurgie und Rheumatologie*
https://doi.org/10.1007/978-3-662-57659-5_3

3.1 Typische Indikationen und Befunde

Einteilung	Erkrankungen
Veränderungen des Knochens	Kubitalarthrose
	Avaskuläre Osteonekrosen
	Osteophyten
	Freie Gelenkkörper
	Frakturen: – Fraktur des Proc. coronoideus – Radiuskopffraktur
Veränderungen der Bursen und der Gelenkhöhle	Gelenkerguss
	Bursitis olecrani
	Entzündliche Gelenkveränderungen
Veränderungen der Sehnen und Bänder	Distale Bizepssehnenruptur
	Trizepssehnenverkalkung
	Trizepssehnenruptur
	Veränderungen der Flexoren- und Extensorenursprünge
Kombinierte Veränderungen und weitere Befunde	Kubitalarthrose (mit Synovialitis und Gelenkerguss)
	Kubitalarthritis
	Gichttophus
	Rheumaknoten
	Veränderungen des N. ulnaris
	Tumor
	Fremdkörper

3.2 Untersuchungsablauf

Untersuchungsregionen

Die standardisierte sonografische Untersuchung des Ellenbogengelenkes wird in anterioren, posterioren und seitlichen Schnittebenen, jeweils in Longitudinal- und Transversalschnitten durchgeführt.

Set-up

Patient/-in und Untersucher/-in sitzen sich gegenüber.

Allgemeine Tipps

Der Arm kann für die anterioren Schnitte in Streckstellung mit supinierter Hand auf dem Oberschenkel des Patienten abgelegt werden. Für die posterioren Schnitte stützt der Patient den im Ellenbogen rechtwinkelig gebeugten Arm mit der Hand auf seinem Oberschenkel ab.

Für die humeroradialen und humeroulnaren seitlichen Longitudinalschnitte sowie für den Schnitt über dem Sulcus nervi ulnaris wird empfohlen, den Patientenarm abzulegen, da der Arm somit nicht extra fixiert werden muss. Für die Darstellung einer Varus- oder Valgusinstabilität mittels dynamischer Untersuchung fixiert der Untersucher den Arm des Patienten zwischen dem eigenen Thorax und dem Obererarm. Hierbei übt dann die eine Hand den entsprechenden Varus- oder Valgusstress aus, die andere Hand führt den Schallkopf.

Dokumentationsempfehlung bei unauffälligem Befund

- Anteriorer Transversalschnitt
- Posteriorer Longitudinalschnitt

3.3 Anteriore Standardschnittebenen

3.3.1 Anteriorer Transversalschnitt

Schallkopfposition: (■ Abb. 3.1)	Über der Ellenbeuge parallel zur Beugefalte
Zielstrukturen: (■ Abb. 3.2, ■ Abb. 3.3)	Distale Humerusgelenkfläche mit Trochlea humeri und Capitulum humeri M. brachialis und M. brachioradialis

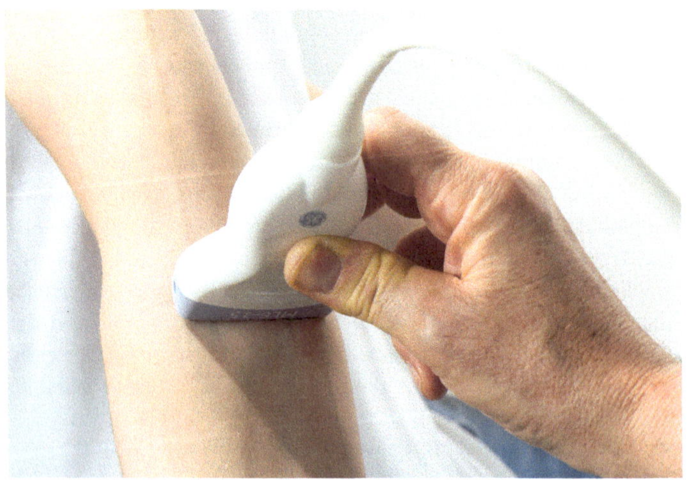

■ **Abb. 3.1** Schallkopfposition. (© Konermann, Gruber, Sauerwein)

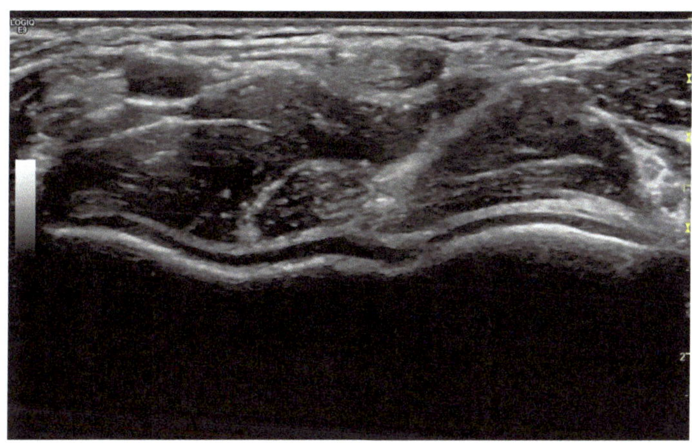

Abb. 3.2 Ultraschallbild (© Gruber, Schamberger, Konermann)

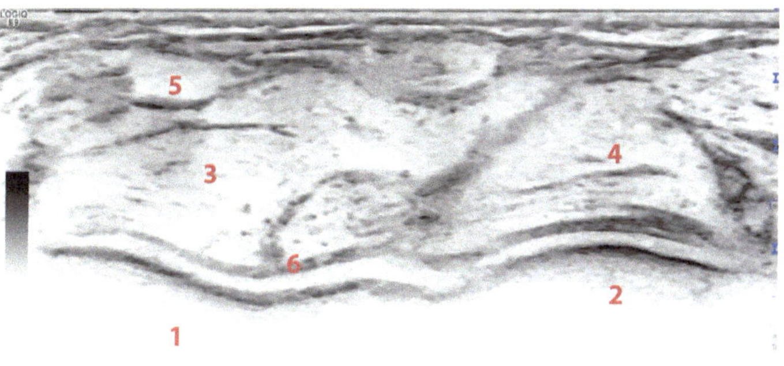

Abb. 3.3 Erklärendes Piktogramm. *1* Trochlea humeri, *2* Capitulum humeri, *3* M. brachialis, *4* M. brachioradialis, *5* A. brachialis, *6* Gelenkkapsel. (© Gruber, Schamberger, Konermann)

3.3.2 Anteriorer humeroradialer Longitudinalschnitt

Schallkopfposition: (◘ Abb. 3.4)	In der Längsachse des Ellenbogens über dem Ellenbogengelenk, ca. 90° zur Beugefalte
Zielstrukturen: (◘ Abb. 3.5, ◘ Abb. 3.6)	Distaler Humerus mit Capitulum humeri Radiuskopf M. brachioradialis

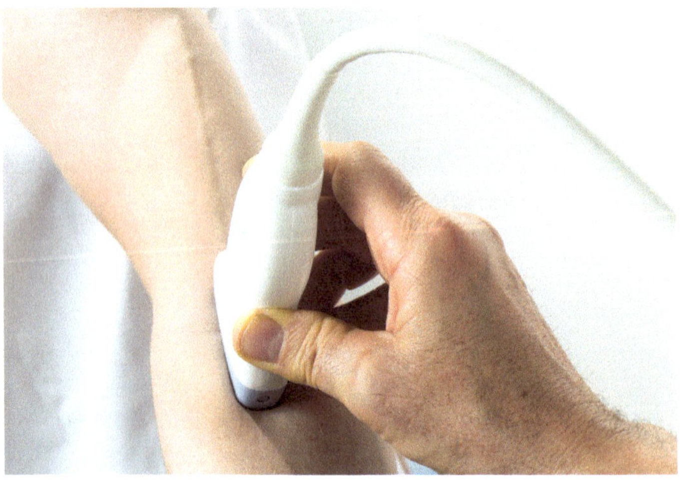

◘ **Abb. 3.4** Schallkopfposition. (© Konermann, Gruber, Sauerwein)

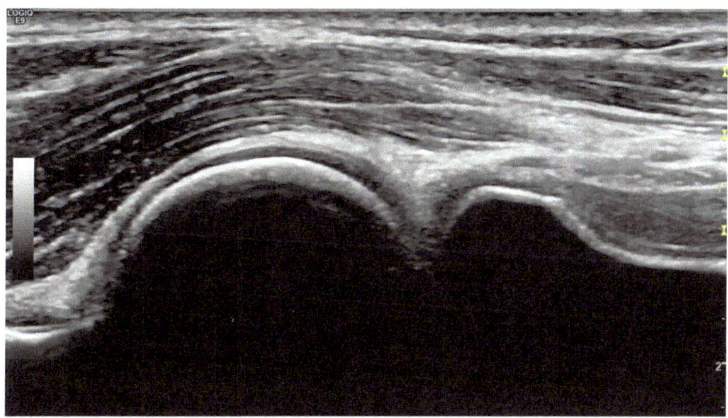

Abb. 3.5 Ultraschallbild. (© Gruber, Schamberger, Konermann)

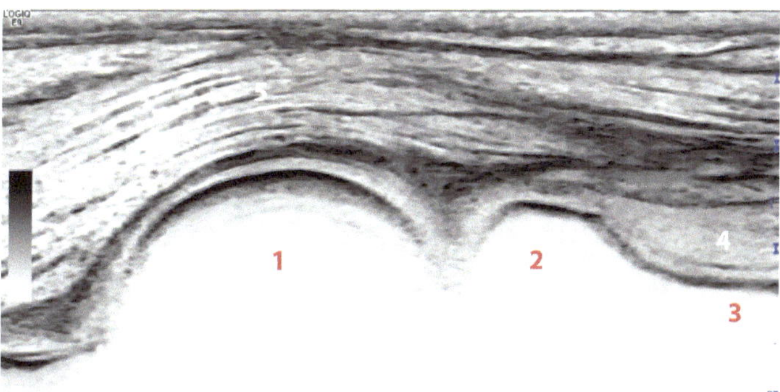

Abb. 3.6 Erklärendes Piktogramm. *1* Capitulum humeri, *2* Radiuskopf, *3* Radiusschaft, *4* M. supinator, *5* M. brachioradialis. (© Gruber, Schamberger, Konermann)

3.3.3 Anteriorer humeroulnarer Longitudinalschnitt

Schallkopfposition: (◘ Abb. 3.7)	In der Längsachse des Ellenbogens über dem Ellenbogengelenk, 90° zur Beugefalte
Zielstrukturen: (◘ Abb. 3.8, ◘ Abb. 3.9)	Fossa coronoidea Proc. coronoideus M. brachialis

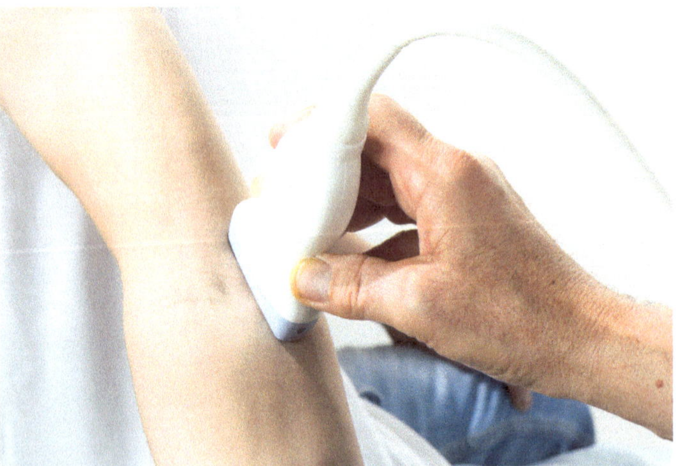

◘ **Abb. 3.7** Schallkopfposition. (© Konermann, Gruber, Sauerwein)

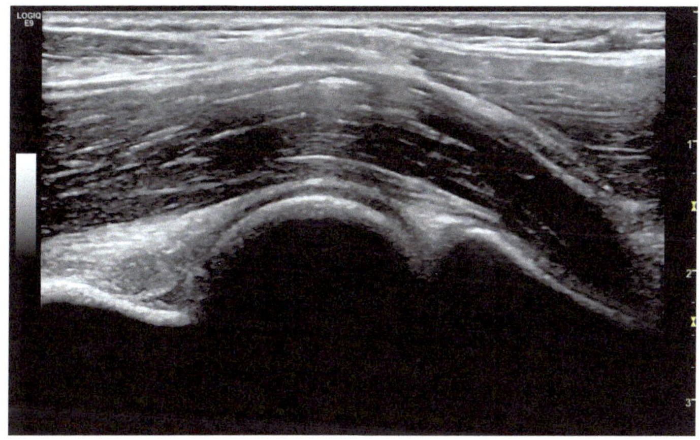

Abb. 3.8 Ultraschallbild. (© Gruber, Schamberger, Konermann)

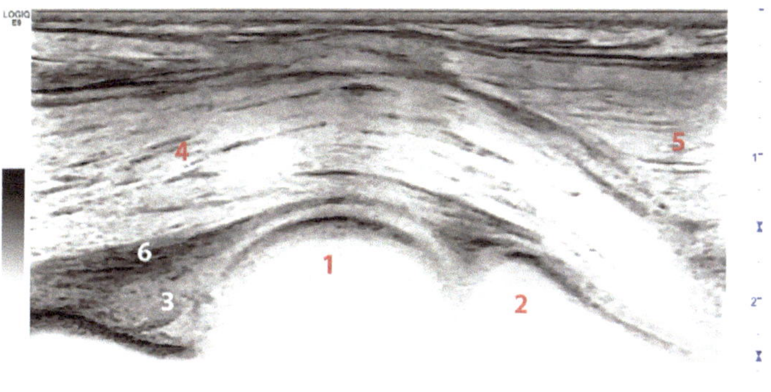

Abb. 3.9 Erklärendes Piktogramm. *1* Trochela humeri, *2* Proc. coronoideus, *3* Fossa coronoidea, *4* M. brachialis, *5* Flexorengruppe, *6* Gelenkkapsel. (© Gruber, Schamberger, Konermann)

3.4 Posteriore Standardschnittebenen

3.4.1 Posteriorer Transversalschnitt

Schallkopfposition: (Abb. 3.10)	Bei 90° gebeugtem Ellenbogen den Schallkopf senkrecht zur Humerusschaftlängsachse am distalen Humerus über den beiden Condylen aufsetzen
Zielstrukturen: (Abb. 3.11. Abb. 3.12)	Condylus radialis et ulnaris, Fossa olecrani, M. Triceps Fossa olecrani M. Triceps

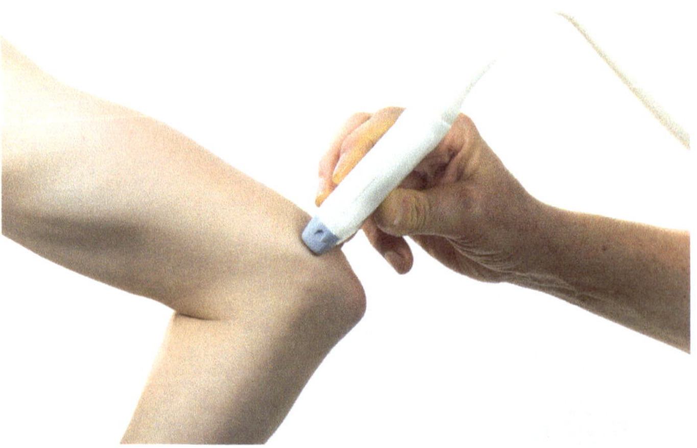

Abb. 3.10 Schallkopfposition. (© Konermann, Gruber, Sauerwein)

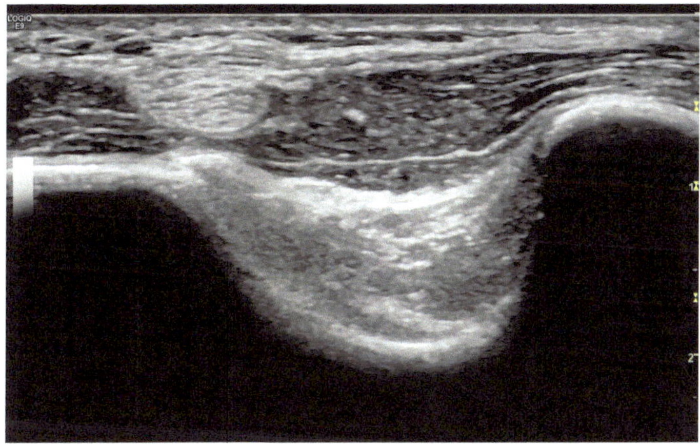

Abb. 3.11 Ultraschallbild. (© Gruber, Schamberger, Konermann)

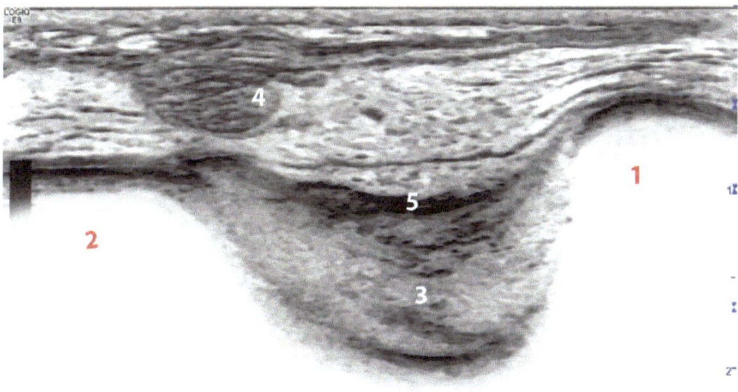

Abb. 3.12 Erklärendes Piktogramm. *1* Condylus radialis, *2* Condylus ulnaris, *3* Fossa olecrani, *4* distale Sehne des M. triceps brachii, *5* Gelenkkapsel. (© Gruber, Schamberger, Konermann)

3.4.2 Posteriorer Longitudinalschnitt

Schallkopfposition: (◘ Abb. 3.13)	Bei 90° gebeugtem Ellenbogen den Schallkopf parallel zur Humerusschaftlängsachse über dem distalen Humerus aufsetzen
Zielstrukturen: (◘ Abb. 3.14, ◘ Abb. 3.15)	Fossa olecrani Olecranon M. triceps brachii mit der Trizepssehne

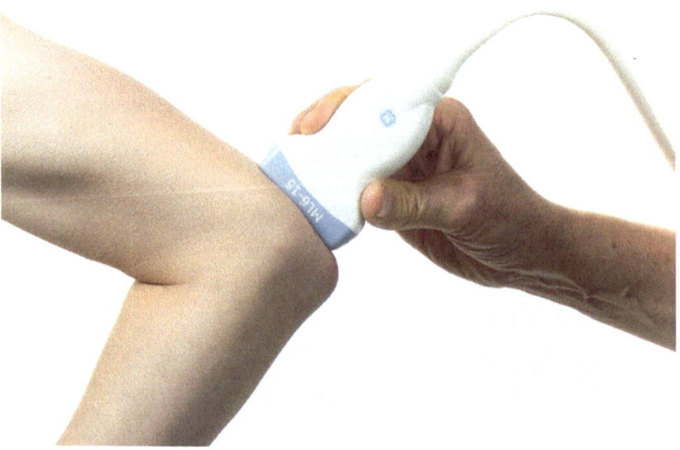

◘ **Abb. 3.13** Schallkopfposition. (© Konermann, Gruber, Sauerwein)

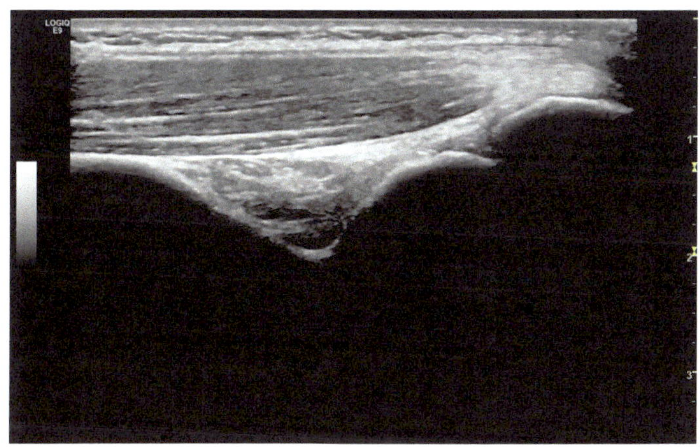

Abb. 3.14 Ultraschallbild. (© Gruber, Schamberger, Konermann)

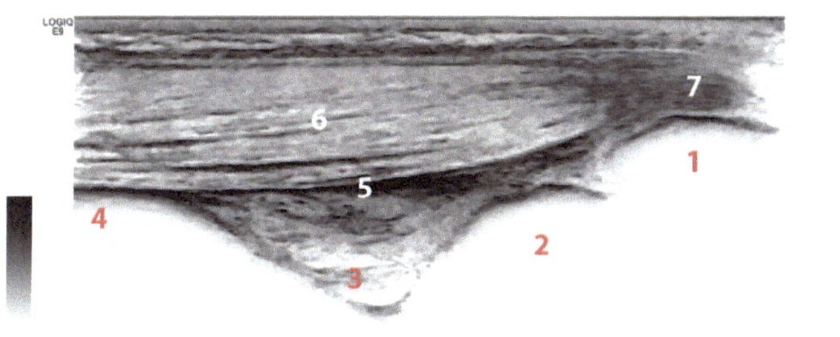

Abb. 3.15 Erklärendes Piktogramm. *1* Olecranon, *2* Trochlea humeri, *3* Fossa olecrani, *4* Humerusschaft, *5* Gelenkkapsel, *6* M. triceps brachii, *7* distale Sehne des M. triceps brachii. (© Gruber, Schamberger, Konermann)

3.5 Seitliche Standardschnittebenen

3.5.1 Seitlicher humeroradialer Longitudinalschnitt

Schallkopfposition: (▣ Abb. 3.16)	Parallel zum Unterarm, über dem radialen Ellenbogen
Zielstrukturen: (▣ Abb. 3.17, ▣ Abb. 3.18)	Epicondylus humeri radialis Radiuskopf

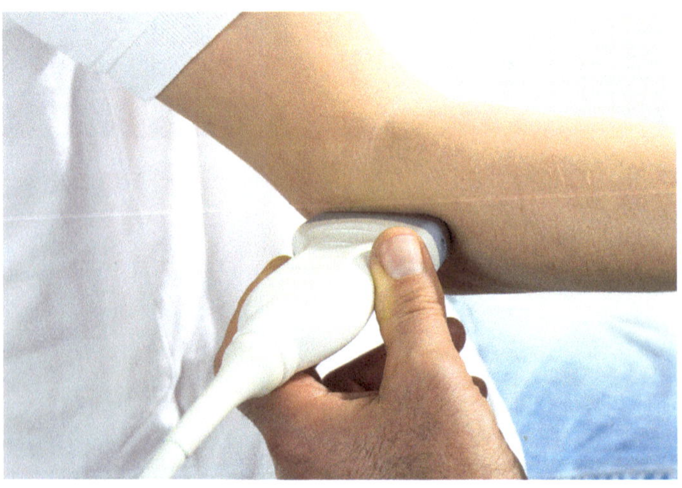

▣ **Abb. 3.16** Schallkopfposition. (© Konermann, Gruber, Sauerwein)

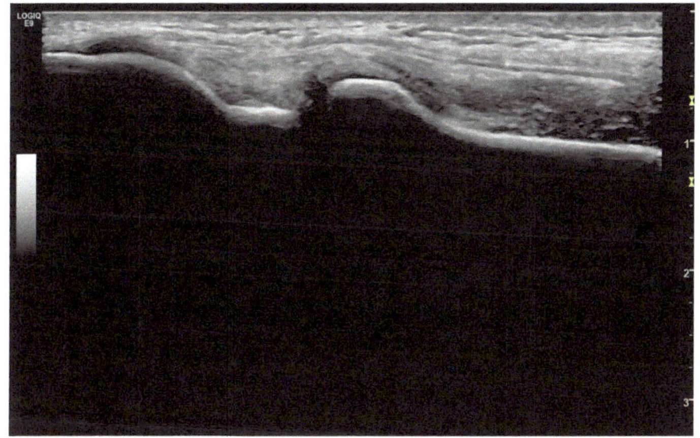

Abb. 3.17 Ultraschallbild. (© Gruber, Schamberger, Konermann)

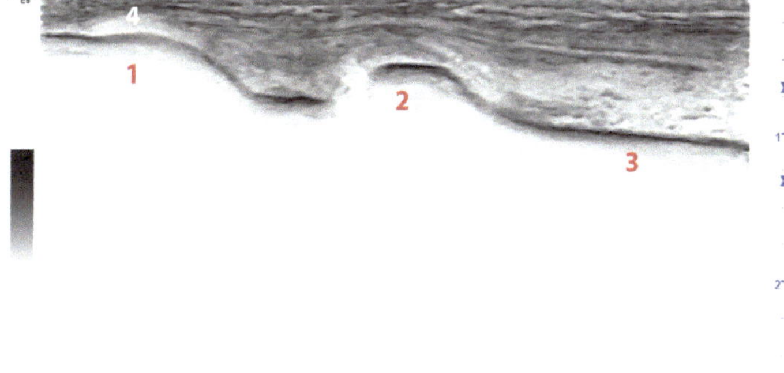

Abb. 3.18 Erklärendes Piktogramm. *1* Epicondylus humeri radialis, *2* Radiuskopf, *3* Radiusschaft, *4* Sehnenursprung der Extensoren. (© Gruber, Schamberger, Konermann)

3.5.2 Seitlicher humeroulnarer Longitudinalschnitt

Schallkopfposition: (▪ Abb. 3.19)	Parallel zum Unterarm, über dem ulnaren Ellenbogen
Zielstrukturen: (▪ Abb. 3.20, ▪ Abb. 3.21)	Epicondylus humeri ulnaris Ulna

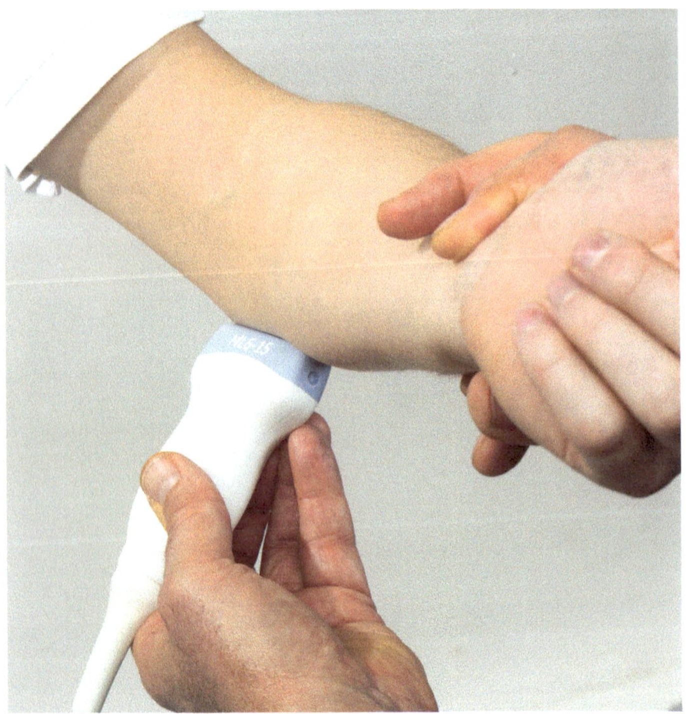

▪ **Abb. 3.19** Schallkopfposition. (© Konermann, Gruber, Sauerwein)

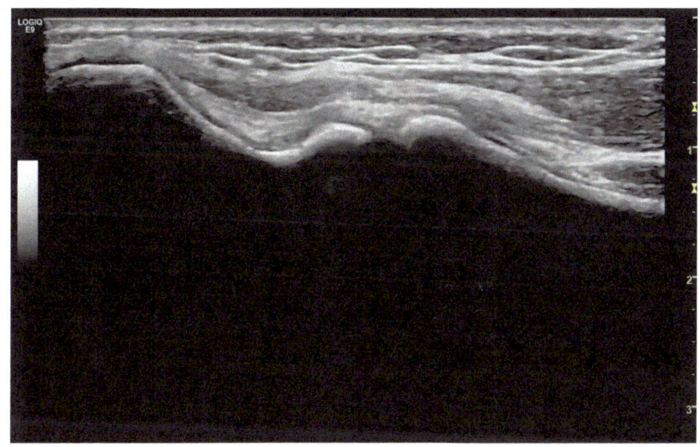

Abb. 3.20 Ultraschallbild. (© Gruber, Schamberger, Konermann)

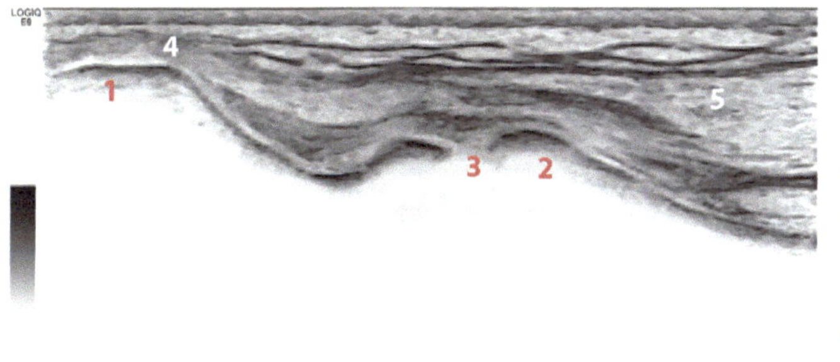

Abb. 3.21 Erklärendes Piktogramm. *1* Epicondylus humeri ulnaris, *2* proximale Ulna, *3* humeroulnarer Gelenkspalt, *4* Sehnenursprung der Flexoren, *5* Flexorenmuskeln. (© Gruber, Schamberger, Konermann)

3.6 Optionale Schnittebenen

3.6.1 Longitudinalschnitt über dem Sulcus nervi ulnaris

Schallkopfposition: (▫ Abb. 3.22)	Über dem Sulcus nervi ulnaris in dessen Verlauf
Zielstrukturen: (▫ Abb. 3.23, ▫ Abb. 3.24)	Boden des Sulcus nervi ulnaris N. ulnaris

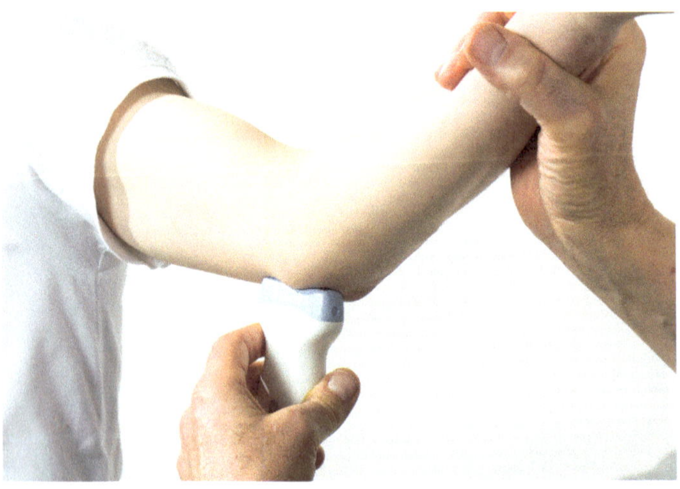

▫ **Abb. 3.22** Schallkopfposition. (© Konermann, Gruber, Sauerwein)

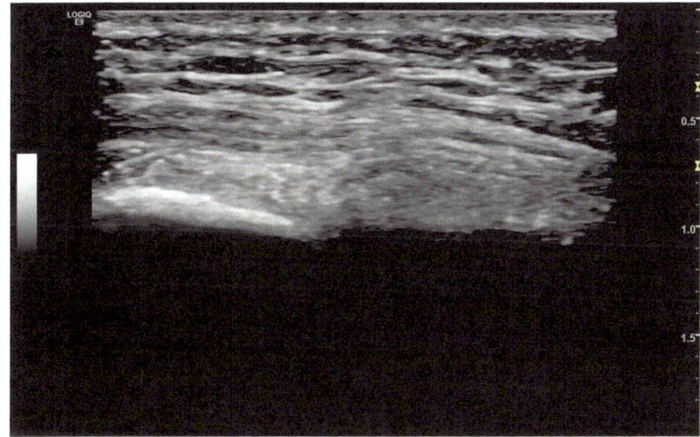

Abb. 3.23 Ultraschallbild. (© Gruber, Schamberger, Konermann)

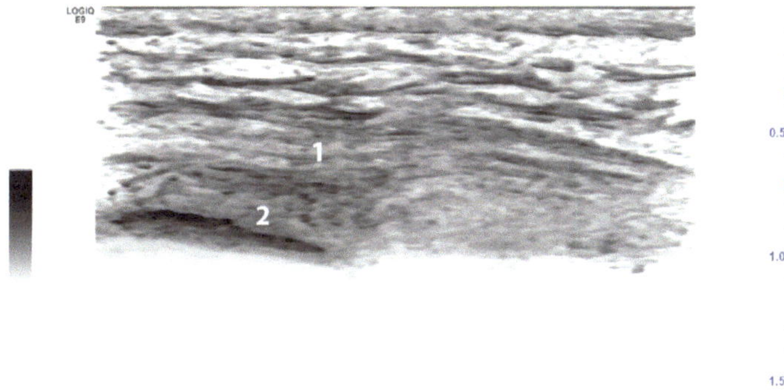

Abb. 3.24 Erklärendes Piktogramm. *1* N. ulnaris, *2* Boden des Sulcus nervi ulnaris. (© Gruber, Schamberger, Konermann)

3.6.2 Transversalschnitt über dem Sulcus nervi ulnaris

Schallkopfposition: (▫ Abb. 3.25)	Über dem Sulcus nervi ulnaris, ca. 90° zu dessen Verlauf
Zielstrukturen: (▫ Abb. 3.26, ▫ Abb. 3.27)	Boden des Sulcus nervi ulnaris N. ulnaris

- Der N. ulnaris stellt sich als rundliche, echoarme Struktur dem Humerus anliegend dar.
- Bei der dynamischen Untersuchung lässt sich im Falle eines hypermobilen N. ulnaris das „Springen“ aus dem Sulcus über den Epicondylus humeri ulnaris darstellen.

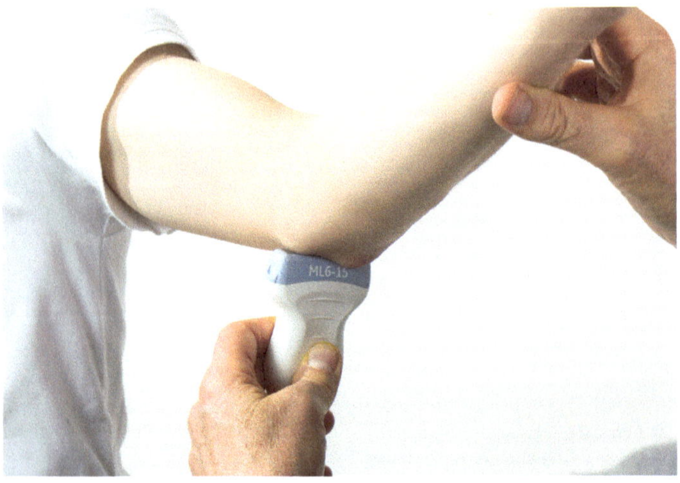

▫ **Abb. 3.25** Schallkopfposition. (© Konermann, Gruber, Sauerwein)

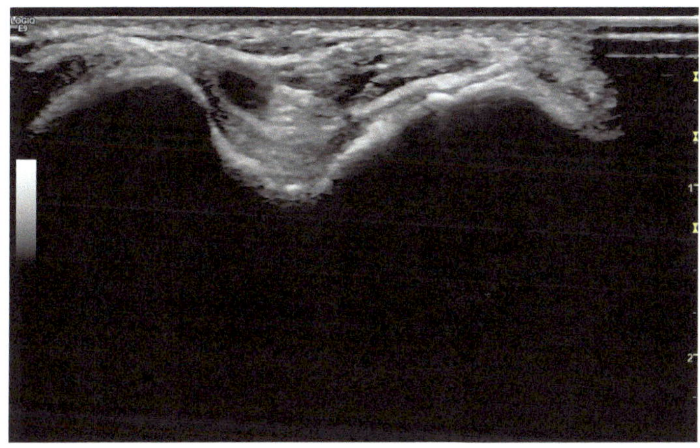

Abb. 3.26 Ultraschallbild. (© Gruber, Schamberger, Konermann)

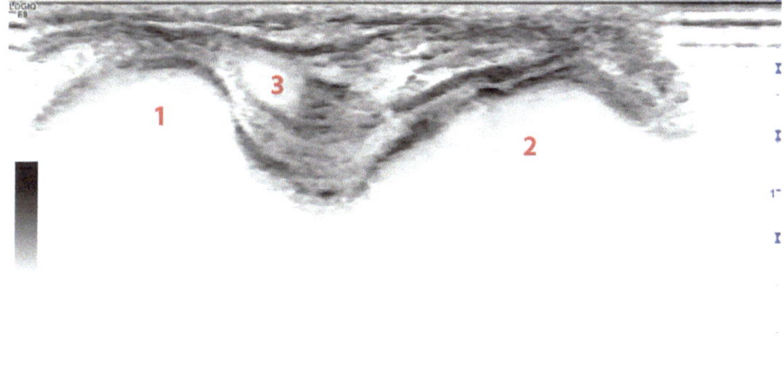

Abb. 3.27 Erklärendes Piktogramm. *1* Epicondylus humeri medialis, *2* Olecranon/Ulna, *3* N. ulnaris. (© Gruber, Schamberger, Konermann)

Handgelenk

G. Gruber, C. Schamberger, W. Konermann

G. Gruber et al., *Sonografie in Orthopädie, Unfallchirurgie und Rheumatologie*
https://doi.org/10.1007/978-3-662-57659-5_4

4.1 Typische Indikationen und Befunde

Einteilung	Erkrankungen
Veränderungen des Knochens	Arthrose Fraktur
Veränderungen der Bursen und der Gelenkhöhle	Gelenkerguss Ganglion
Veränderungen der Sehnen und Bänder	Tenosynovialitis Sehnenscheidenganglion Sehnen- und Bandrupturen
Kombinierte Veränderungen und weitere Befunde	Karpalarthritis Nervenkompressionssyndrom N. medianus Frakturen Tumor Fremdkörper

4.2 Untersuchungsablauf

Untersuchungsregionen

Die standardisierte sonografische Untersuchung des Handgelenkes wird in dorsalen und palmaren Schnittebenen, jeweils in Longitudinal- und Transversalschnitten durchgeführt.

Set-up

Patient/-in und Untersucher/-in sitzen sich gegenüber. Die Hand wird auf eine zwischen beiden befindliche, feste Unterlage (Untersuchungsliege oder Tisch) gelegt.

Allgemeine Tipps

Ggf. Verwendung einer Vorlaufstrecke. Aktive und passive dynamische Untersuchungen sind wichtig.
Hochfrequenter Schallkopf wird empfohlen.

Dokumentationsempfehlung bei unauffälligem Befund

- Longitudinalschnitt
- Transversalschnitt

4.3 Dorsale Standardschnittebenen

4.3.1 Dorsaler Transversalschnitt

Schallkopfposition: (◻ Abb. 4.1)	ca. 90° zur Unterarmlängsachse, auf Höhe des Handgelenkes
Zielstrukturen: (◻ Abb. 4.2, ◻ Abb. 4.3)	Radius und Ulna Strecksehnenfächer

Tipps

- Wird der Schallkopf nach proximal geführt, lässt sich die Membrana interossea darstellen.
- Wird der Schallkopf nach distal geführt, lassen sich die Handwurzelknochen darstellen und die Strecksehnen weiterverfolgen.

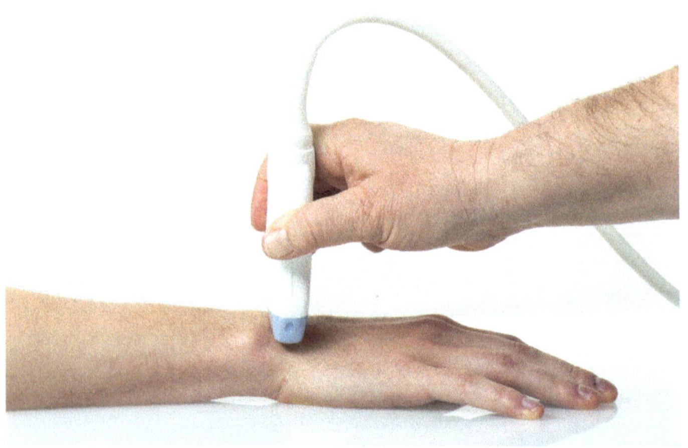

◻ **Abb. 4.1** Schallkopfposition. (© Konermann, Gruber, Sauerwein)

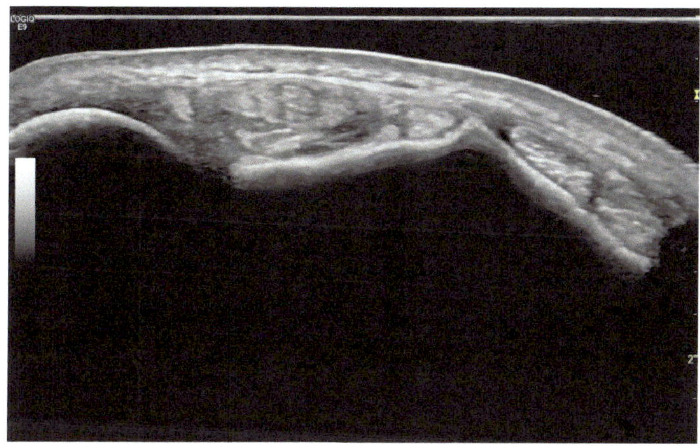

Abb. 4.2 Ultraschallbild. (© Gruber, Schamberger, Konermann)

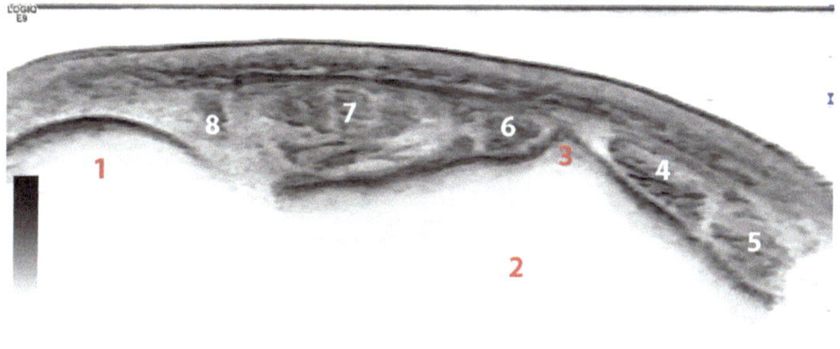

Abb. 4.3 Erklärendes Piktogramm. *1* Ulna, *2* Radius, *3* Tuberculum listeri, *4* Sehne des M. extensor carpi radialis brevis, *5* Sehne des M. extensor carpi radialis longus, *6* Sehne des M. extensor pollicus longus (EPL-Sehne), *7* Sehnen des M. extensor digitorum und des M. extensor indicis, *8* Sehne des M. extensor digiti minimi. (© Gruber, Schamberger, Konermann)

4.3.2 Dorsaler Longitudinalschnitt

Schallkopfposition: (▪ Abb. 4.4)	In Verlängerung des Radius- bzw. Ulnaschaftes über dem Handgelenk
Zielstrukturen: (▪ Abb. 4.5, ▪ Abb. 4.6)	Distaler Radius bzw. distale Ulna Handwurzelknochen Basis der Mittelhandknochen Strecksehnen

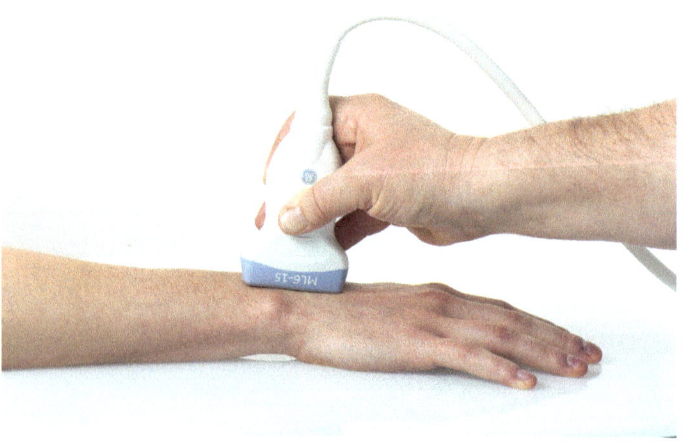

▪ **Abb. 4.4** Schallkopfposition. (© Konermann, Gruber, Sauerwein)

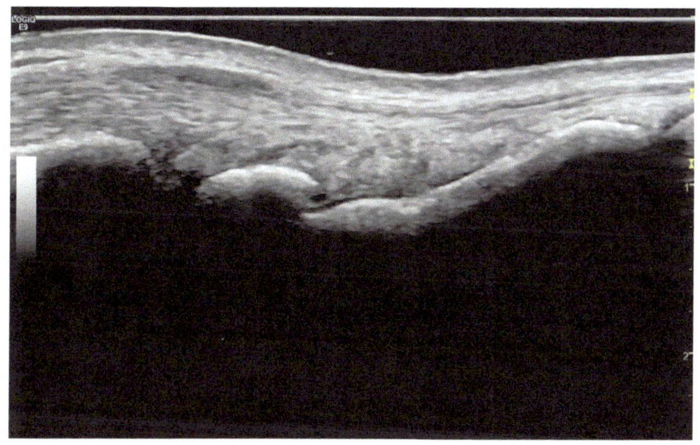

Abb. 4.5 Ultraschallbild. (© Gruber, Schamberger, Konermann)

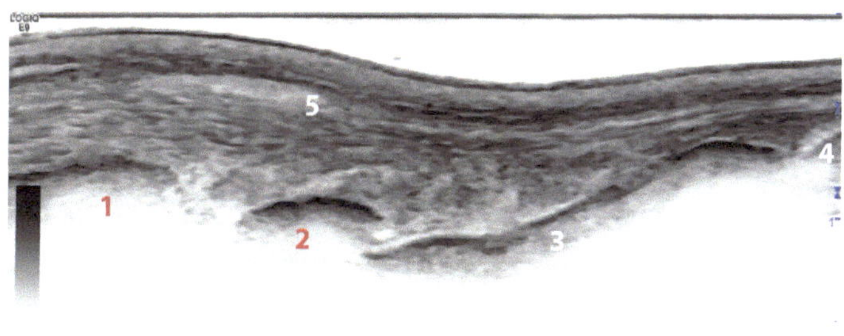

Abb. 4.6 Erklärendes Piktogramm. *1* Radius, *2* Os scaphoideum, *3* Os capitatum, *4* Basis des Os metacarpale III, *5* Strecksehne. (© Gruber, Schamberger, Konermann)

4.4 Palmare Standardschnittebenen

4.4.1 Palmarer Transversalschnitt

Schallkopfposition: (◘ Abb. 4.7)	ca. 90° zur Unterarmlängsachse, auf Höhe des Handgelenkes
Zielstrukturen: (◘ Abb. 4.8, ◘ Abb. 4.9)	Distaler Radius und distale Ulna M. pronator quadratus Beugesehen N. medianus

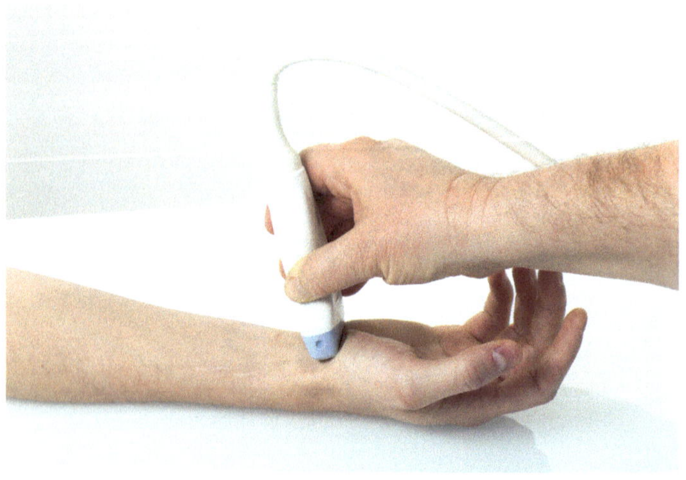

◘ **Abb. 4.7** Schallkopfposition. (© Konermann, Gruber, Sauerwein)

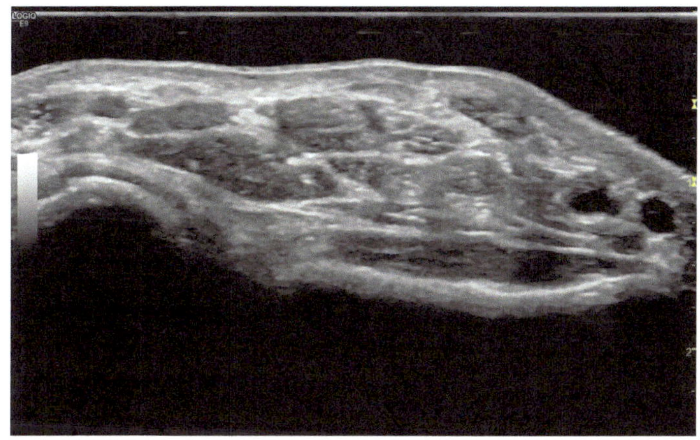

Abb. 4.8 Ultraschallbild. (© Gruber, Schamberger, Konermann)

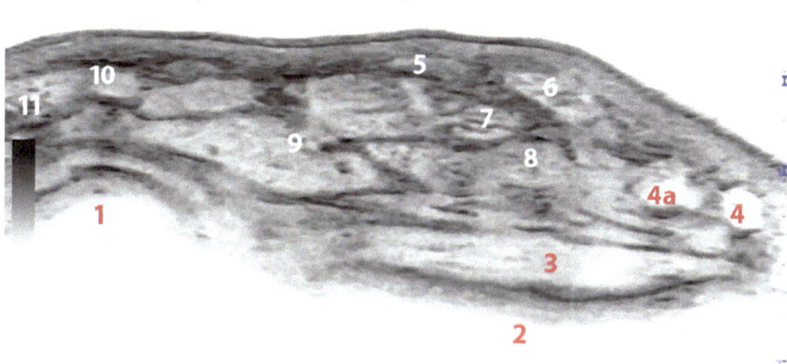

Abb. 4.9 Erklärendes Piktogramm. *1* Ulna, *2* Radius, *3* M. pronator quadratus, *4* A. radialis, *4a* A. radialis, R. palmaris superficialis, *5* Sehne des M. palmaris longus, *6* Sehne des M. flexor carpi radialis, *7* N. medianus, *8* Sehne des M. flexor pollicis longus, *9* Sehnen der Mm. flexor digitorum superficialis et profundus, *10* A. ulnaris, *11* Sehne des M. flexor carpi ulnaris. (© Gruber, Schamberger, Konermann)

4.4.2 Palmarer Longitudinalschnitt

Schallkopfposition: (■ Abb. 4.10)	In Verlängerung des Radius- bzw. Ulnaschaftes über dem Handgelenk
Zielstrukturen: (■ Abb. 4.11, ■ Abb. 4.12)	Distaler Radius bzw. distale Ulna Beugesehnen N. medianus Handwurzelknochen

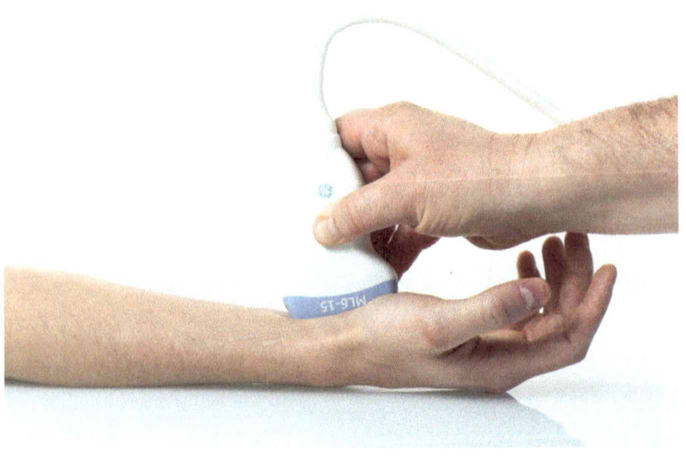

■ **Abb. 4.10** Schallkopfposition. (© Konermann, Gruber, Sauerwein)

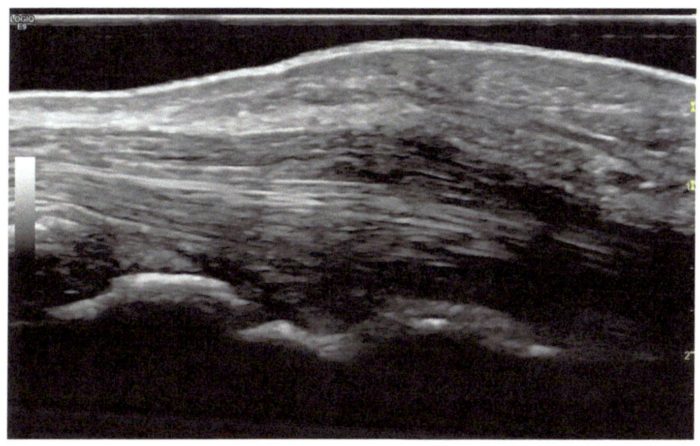

Abb. 4.11 Ultraschallbild. (© Gruber, Schamberger, Konermann)

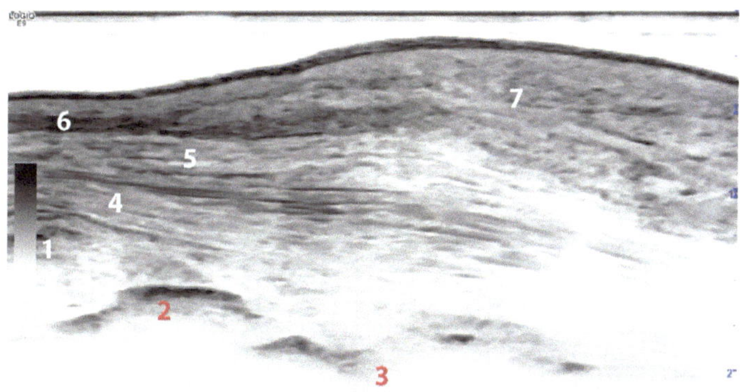

Abb. 4.12 Erklärendes Piktogramm. *1* Radius, *2* Os scaphoideum, *3* Os capitatum, *4* Sehne der Mm. flexor digitorum superficialis et profundus *5* N. medianus, *6* Lig. carpi transversum, *7* Thenar. (© Gruber, Schamberger, Konermann)

Hand und Finger

G. Gruber, C. Schamberger, W. Konermann

G. Gruber et al., *Sonografie in Orthopädie, Unfallchirurgie und Rheumatologie*
https://doi.org/10.1007/978-3-662-57659-5_5

5.1 Typische Indikationen und Befunde

Einteilung	Erkrankung
Veränderungen des Knochens	Arthrose
	Fraktur/Usur
	Knöcherne Ausrisse
Veränderungen der Bursen und der Gelenkhöhle	Gelenkerguss
	Synovialitis
	Ganglion
Veränderungen der Sehnen und Bänder	Tenosynovialitis
	Sehnenrupturen
	Sehnenveränderungen
	Kollateralbandrupturen (z. B. Skidaumen)
	Ruptur der palmaren Platte
Kombinierte Veränderungen und weitere Befunde	Fremdkörper
	Abszess
	Tumor

5.2 Untersuchungsablauf

▪ Untersuchungsregionen

Die standardisierte sonografische Untersuchung der Hand und der Finger wird in dorsalen und palmaren Schnittebenen, jeweils in Longitudinal- und Transversalschnitten durchgeführt.

▪ Set-up

Patient/-in und Untersucher/-in sitzen sich gegenüber. Die Hand wird auf eine zwischen beiden befindliche, feste Unterlage (Untersuchungsliege oder Tisch) gelegt.

▪ Allgemeine Tipps

Ggf. Verwendung einer Vorlaufstrecke. Aktive und passive dynamische Untersuchungen sind wichtig.

Hochfrequenter Schallkopf wird empfohlen.

▪ Dokumentationsempfehlung bei unauffälligem Befund

- Longitudinalschnitt
- Transversalschnitt

5.3 Dorsale Standardschnittebenen

5.3.1 Dorsaler Longitudinalschnitt

Schallkopfposition: (◘ Abb. 5.1)	Auf dem zu untersuchenden Finger entlang der Schaftachse
Zielstrukturen: (◘ Abb. 5.2, ◘ Abb. 5.3)	Metakarpophalangealgelenk Proximales und distales Interphalangealgelenk Strecksehne

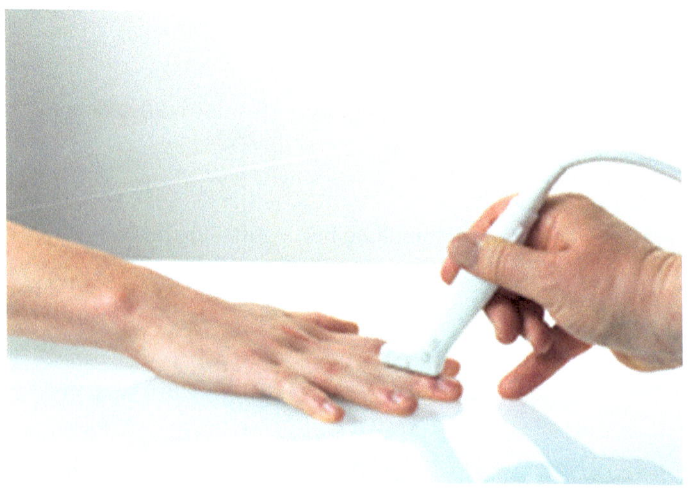

◘ **Abb. 5.1** Schallkopfposition. (© Konermann, Gruber, Sauerwein)

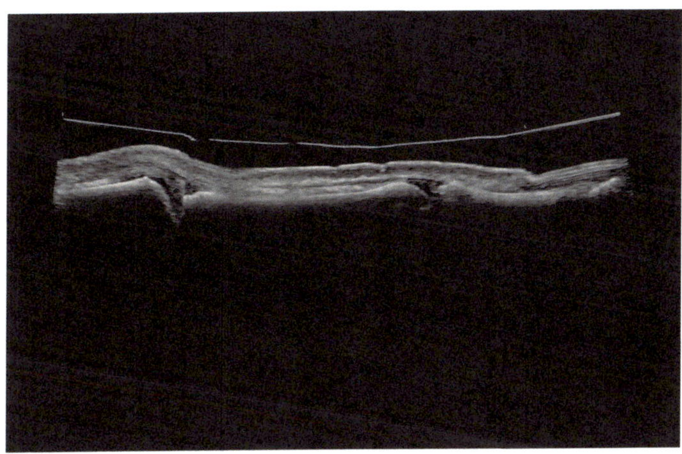

Abb. 5.2 Ultraschallbild. (© Gruber, Schamberger, Konermann)

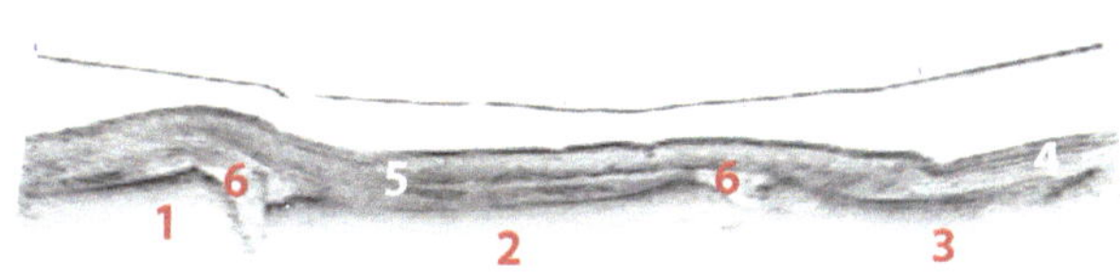

Abb. 5.3 Erklärendes Piktogramm. *1* Grundgliedköpfchen, *2* Mittelglied, *3* Endglied, *4* Fingernagel, *5* Strecksehne, *6* Gelenkkapsel. (© Gruber, Schamberger, Konermann)

5.3.2 Dorsaler Transversalschnitt

Schallkopfposition: (▣ Abb. 5.4)	Auf dem zu untersuchenden Finger ca. 90° zur Schaftachse
Zielstrukturen: (▣ Abb. 5.5, ▣ Abb. 5.6)	Mittelhandknochen/Phalanx Strecksehne

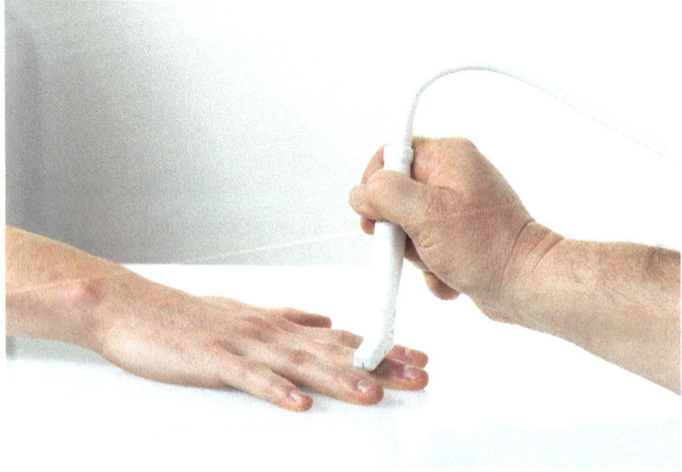

▣ **Abb. 5.4** Schallkopfposition. (© Konermann, Gruber, Sauerwein)

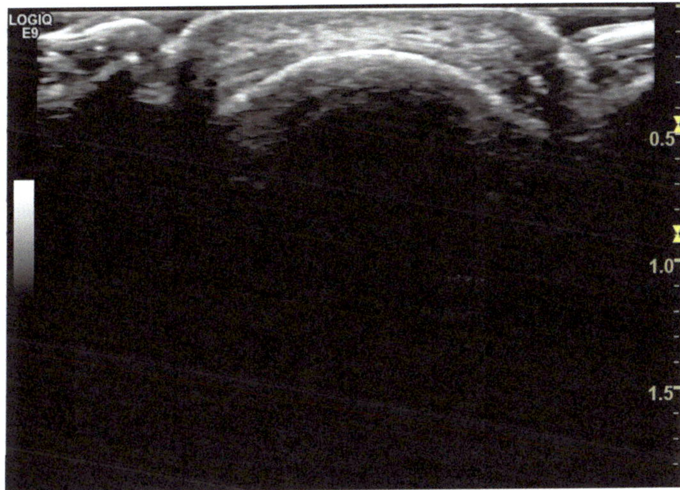

Abb. 5.5 Ultraschallbild. (© Gruber, Schamberger, Konermann)

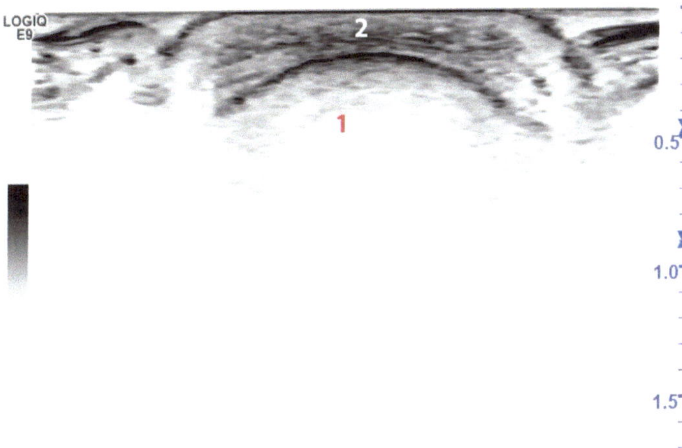

Abb. 5.6 Erklärendes Piktogramm. *1* Fingerglied, *2* Strecksehne. (© Gruber, Schamberger, Konermann)

5.4 Palmare Standardschnittebenen

5.4.1 Palmarer Longitudinalschnitt

Schallkopfposition: (■ Abb. 5.7)	Auf dem zu untersuchenden Finger entlang der Schaftachse
Zielstrukturen: (■ Abb. 5.8, ■ Abb. 5.9)	Metakarpophalangealgelenk Proximales und distales Interphalangealgelenk Beugesehnen

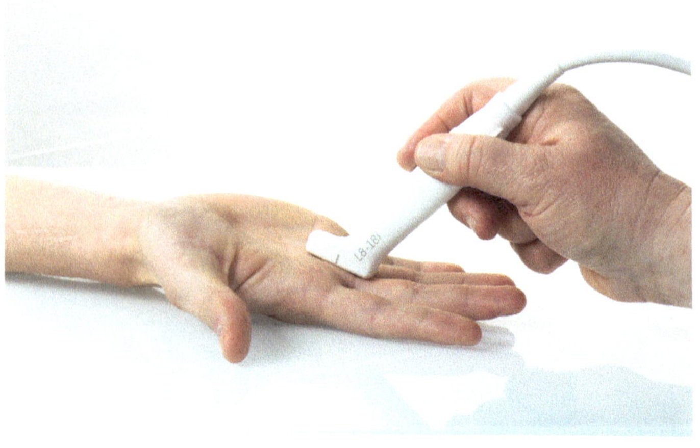

■ **Abb. 5.7** Schallkopfposition. (© Konermann, Gruber, Sauerwein)

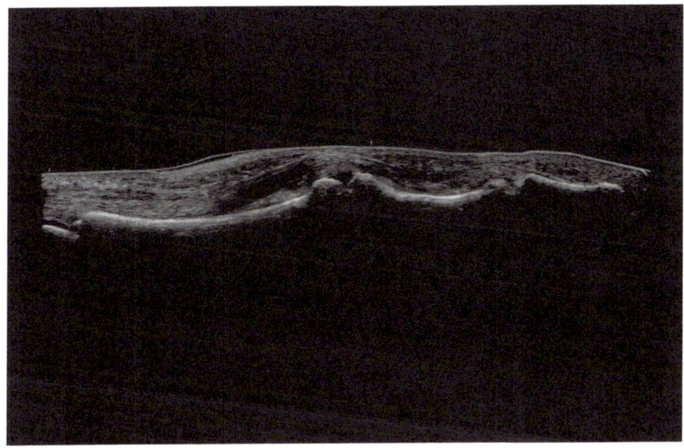

Abb. 5.8 Ultraschallbild. (© Gruber, Schamberger, Konermann)

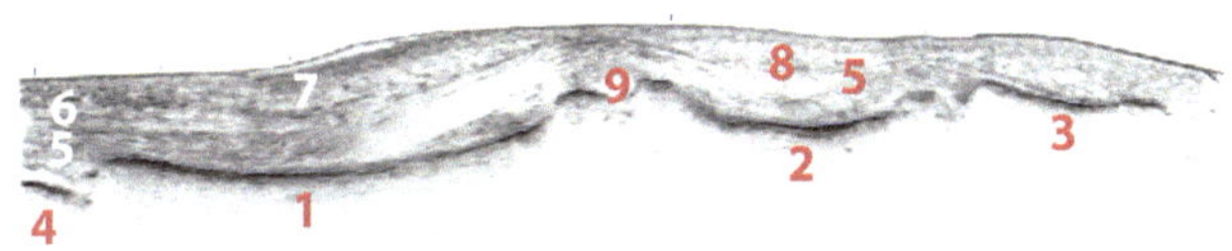

Abb. 5.9 Erklärendes Piktogramm. *1* Grundglied, *2* Mittelglied, *3* Endglied, *4* Köpfchen des Os metacarpale, *5* Sehne des M. flexor digitorum profundus, *6* Sehne des M. flexor digitorum superficialis, *7* A2-Ringband, *8* A4-Ringband, *9* Gelenkkapsel. (© Gruber, Schamberger, Konermann)

5.4.2 Palmarer Transversalschnitt

Schallkopfposition: (◘ Abb. 5.10)	Auf dem zu untersuchenden Finger parallel zu den Beugefalten
Zielstrukturen: (◘ Abb. 5.11, ◘ Abb. 5.12)	Mittelhandknochen/Phalanx Beugesehnen

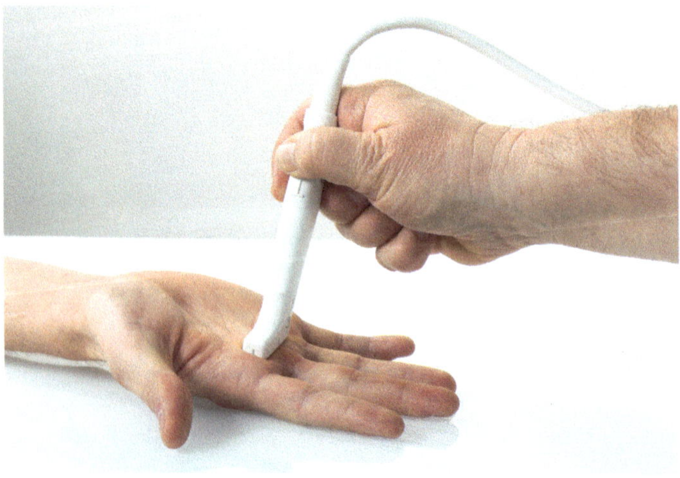

◘ **Abb. 5.10** Schallkopfposition. (© Konermann, Gruber, Sauerwein)

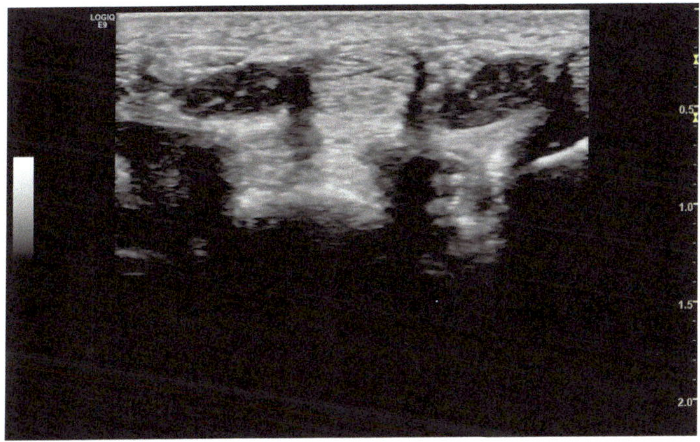

Abb. 5.11 Ultraschallbild. (© Gruber, Schamberger, Konermann)

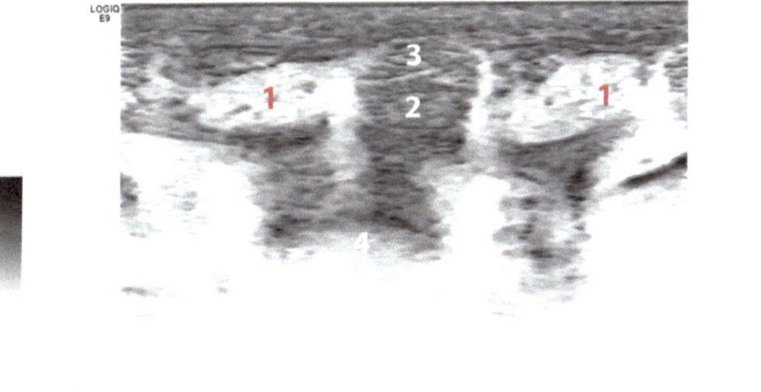

Abb. 5.12 Erklärendes Piktogramm. *1* Mm. lumbricales, *2* Sehne des M. flexor digitorum profundus, *3* Sehne des M. flexor digitorum superficialis, *4* Os metacarpale. (© Gruber, Schamberger, Konermann)

5.5 Optionale Schnittebenen

5.5.1 Lateraler Longitudinalschnitt der Metakarpophalangealgelenke

Schallkopfposition: (▣ Abb. 5.13)	Seitlich über dem zu untersuchenden Metakarpophalangealgelenk parallel zu den Schaftachsen von MIttelhandknochen und Phalanx
Zielstrukturen: (▣ Abb. 5.14, ▣ Abb. 5.15)	Basis des Grundgliedes Köpfchen des Os metacarpale

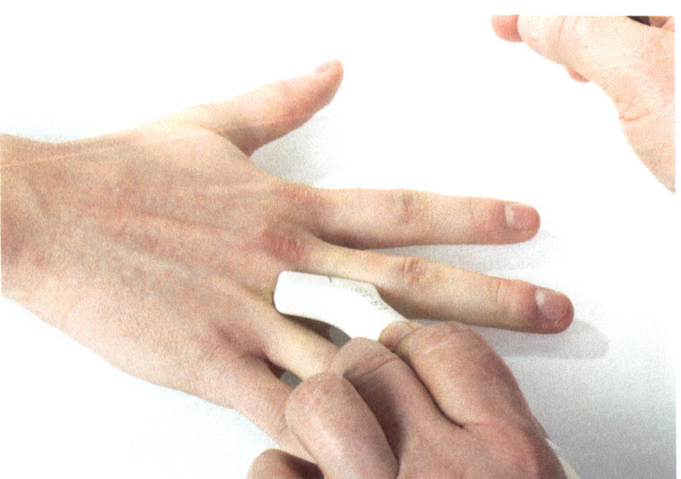

▣ **Abb. 5.13** Schallkopfposition. (© Konermann, Gruber, Sauerwein)

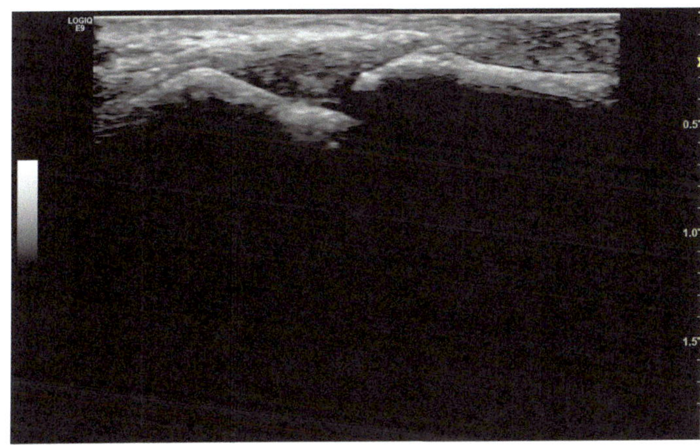

Abb. 5.14 Ultraschallbild. (© Gruber, Schamberger, Konermann)

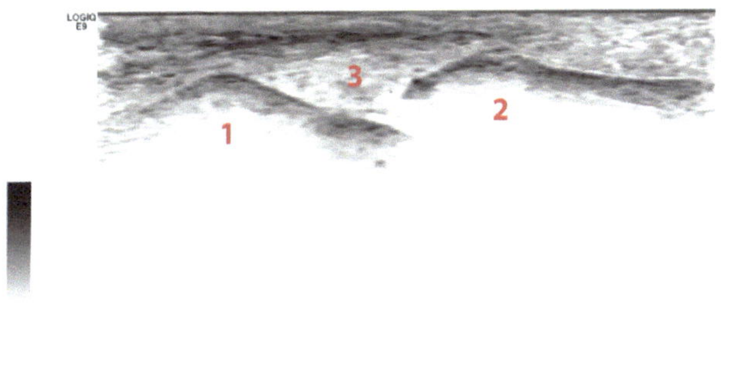

Abb. 5.15 Erklärendes Piktogramm. *1* Mittelhandköpfchen, *2* Grundgliedbasis, *3* Gelenkkapsel. (© Gruber, Schamberger, Konermann)

5.5.2 Ulnarer Longitudinalschnitt Daumen

Schallkopfposition: (◘ Abb. 5.16)	Über dem Metakarpophalangealgelenk I ulnar parallel zu den Schaftachsen
Zielstrukturen: (◘ Abb. 5.17, ◘ Abb. 5.18)	Basis des Daumengrundgliedes Köpfchen des Os metacarpale I Ulnares Kollateralband

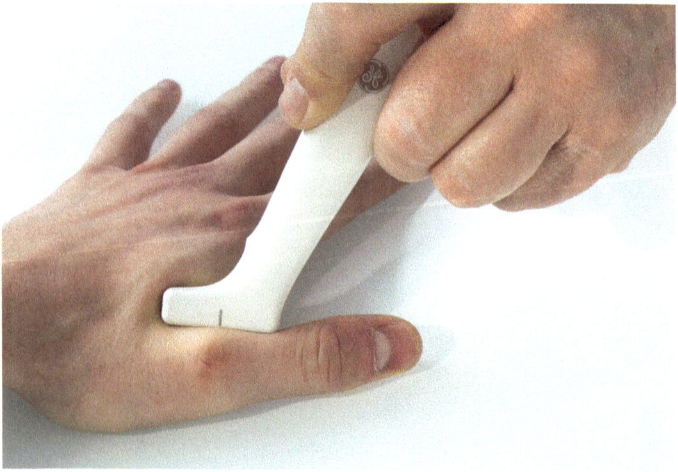

◘ **Abb. 5.16** Schallkopfposition. (© Konermann, Gruber, Sauerwein)

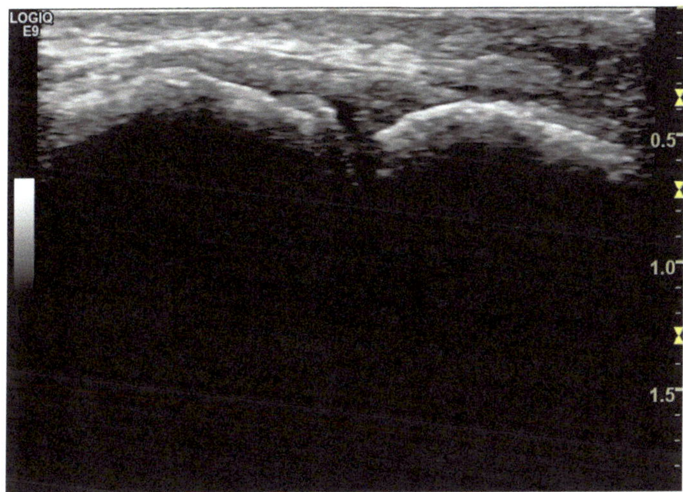

Abb. 5.17 Ultraschallbild. (© Gruber, Schamberger, Konermann)

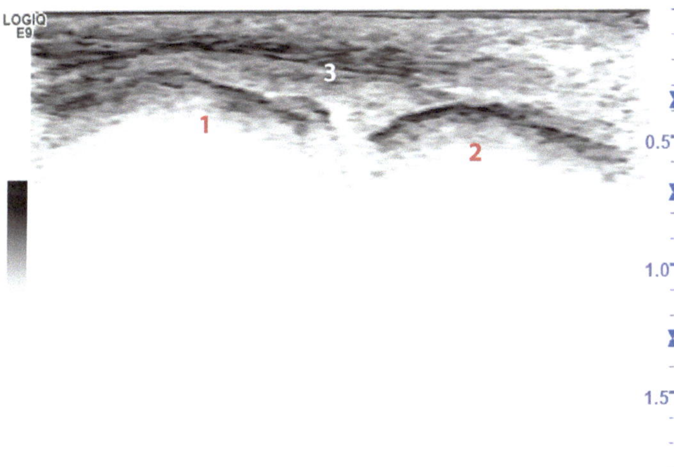

Abb. 5.18 Erklärendes Piktogramm. *1* Köpfchen des Os metacarpale I, *2* Basis des Daumengrundgliedes, *3* ulnares Seitenband. (© Gruber, Schamberger, Konermann)

Hüftgelenk

G. Gruber, C. Schamberger, W. Konermann

G. Gruber et al., *Sonografie in Orthopädie, Unfallchirurgie und Rheumatologie*
https://doi.org/10.1007/978-3-662-57659-5_6

6.1 Typische Indikationen und Befunde

Einteilung	Erkrankungen
Veränderungen des Knochens	Koxarthrose
	Hüftdysplasie, Hüftluxation
	Os acetabuli
	Schenkelhalsfraktur
Veränderungen der Bursen und der Gelenkhöhle	Gelenkerguss
	Synovialitis
	Bursitis trochanterica
	Bursitis iliopectinea
Veränderungen der Sehnen und Bänder	Ganglion
	Coxa saltans
Kombinierte Veränderungen und weitere Befunde	Koxarthrose mit Gelenkerguss oder Synovialitis
	Femurkopfnekrose
	Hämophiliearthropathie
	Coxitis fugax
	Morbus Legg-Calvé-Perthes
	Epiphyseolysis capitis femoris
	Juvenile Arthritis
	Septische Coxitis
	Rheumatoide Coxitis
	Totalendoprothese
	Weichteilverletzungen
	Myositis ossificans
	Abszess: – Glutealabszess – Psoassenkungsabszess
	Frakturen
	Tumoren
	Fremdkörper

6.2 Untersuchungsablauf

Untersuchungsregionen

Die standardisierte sonografische Untersuchung des Hüftgelenkes wird in anterioren Longitudinal- und Transversalschnitten und in lateralen Longitudinalschnitten durchgeführt.

Set-up

Patient/-in befindet sich in Rückenlage auf der Untersuchungsliege. Untersucher/-in sitzt oder steht auf der gleichen Seite.

Die Beine des Patienten sollten gestreckt und in Neutral-Null-Position oder in einer leichten Außenrotation gelagert werden. Optional können posteriore Schnittebenen eingestellt werden.

Dokumentationsempfehlung bei unauffälligem Befund

- Anteriorer Longitudinalschnit
- Lateraler Longitudinalschnitt

6.3 Anteriore Standardschnittebenen

6.3.1 Anteriorer Longitudinalschnitt

Schallkopfposition: (◘ Abb. 6.1)	Ventral in der Schenkelhalslängsachse
Zielstrukturen: (◘ Abb. 6.2, ◘ Abb. 6.3)	Os ilium (anteriorer Pfannenrand) Femurkopf und Schenkelhals

Tipps

- Beurteilung der anterioren knöchernen Überdachung des Femurkopfes bei Hüftdysplasie möglich – auch nach dem 1. Lebensjahr.
- Bei Einstellungsproblemen: Der Schallkopf wird distal des Hüftgelenkes longitudinal über dem koxalen Femur aufgesetzt und anschließend nach proximal geführt. Sobald sich der Schenkelhals abbildet, wird der proximale Bereich des Schallkopfes dem CCD-Winkel entsprechend nach medial rotiert.

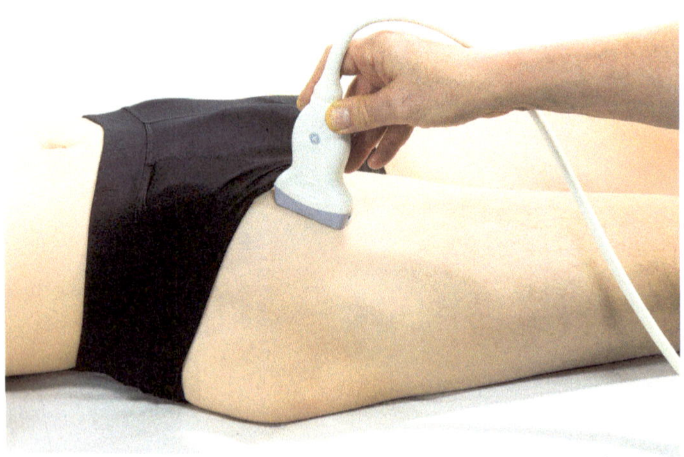

◘ **Abb. 6.1** Schallkopfposition. (© Konermann, Gruber, Sauerwein)

- Bestimmung des Schenkelhals-Antetorsionswinkels nach König möglich: Einstellen des Schenkalhalses parallel zum Monitoroberrand durch „Kippen" des Schallkopfes in der Längsachse. Bei Verdacht auf einen Senkungsabszess wird der Schallkopf im Längsverlauf des M. iliopsoas nach proximal geführt.

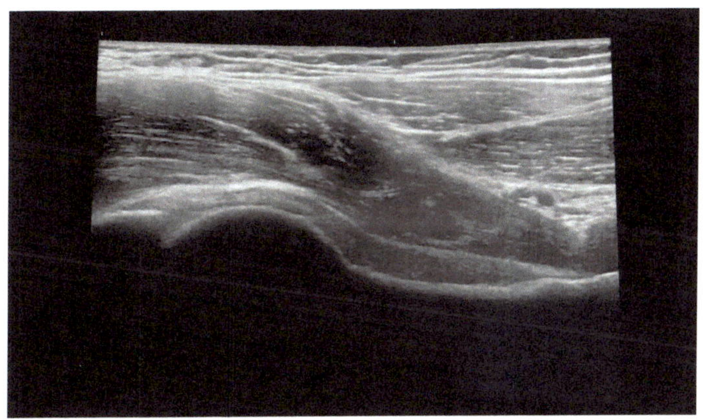

Abb. 6.2 Ultraschallbild. (© Gruber, Schamberger, Konermann)

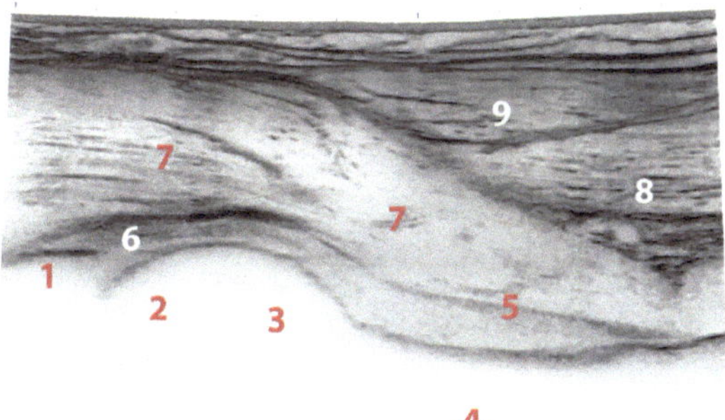

Abb. 6.3 Erklärendes Piktogramm. *1* Ventraler Acetabulumrand, *2* Epiphyse, *3* Metaphyse, *4* Schenkelhals, *5* Gelenkkapsel, *6* Lig. iliofemorale, *7* M. iliopsoas, *8* Mm. vastus lateralis et tensor fasciae latae, *9* Mm. sartorius et rectus femoris. (© Gruber, Schamberger, Konermann)

6.3.2 Anteriorer Transversalschnitt

Schallkopfposition: (◘ Abb. 6.4)	Ventral quer über dem Femurkopf ca. 90° zur Schenkelhalsachse
Zielstrukturen: (◘ Abb. 6.5, ◘ Abb. 6.6)	Os ilium (anteriorer Pfannenrand) Femurkopf und Schenkelhals

Tipp

- Bei Einstellungsproblemen: Der Schallkopf wird aus dem ventralen Longitudinalschnitt entwickelt durch Rotation des Schallkopfes um 90° nach medial.

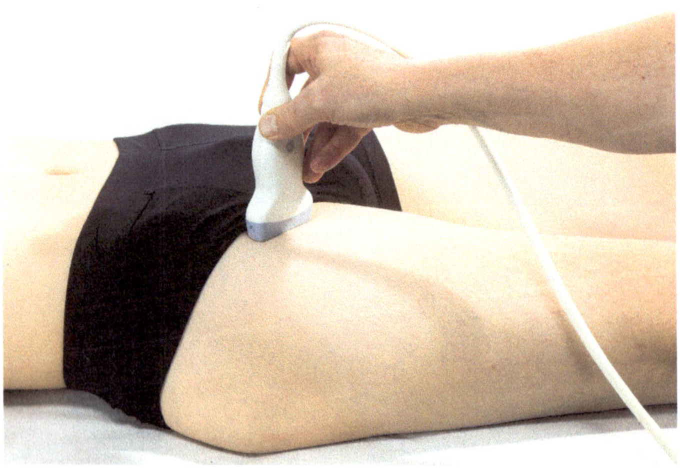

◘ **Abb. 6.4** Schallkopfposition. (© Konermann, Gruber, Sauerwein)

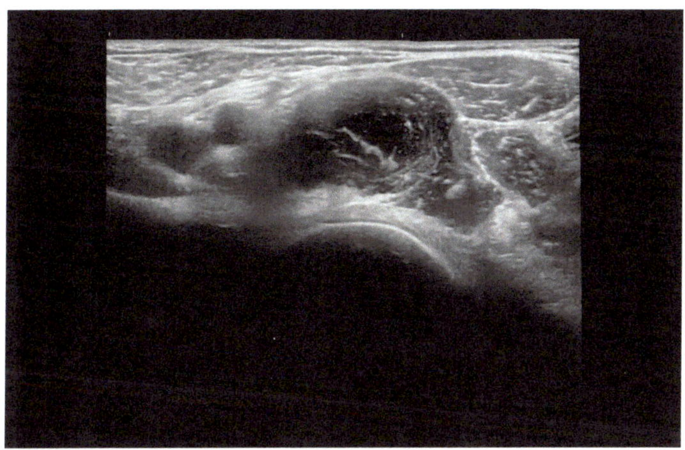

Abb. 6.5 Ultraschallbild. (© Gruber, Schamberger, Konermann)

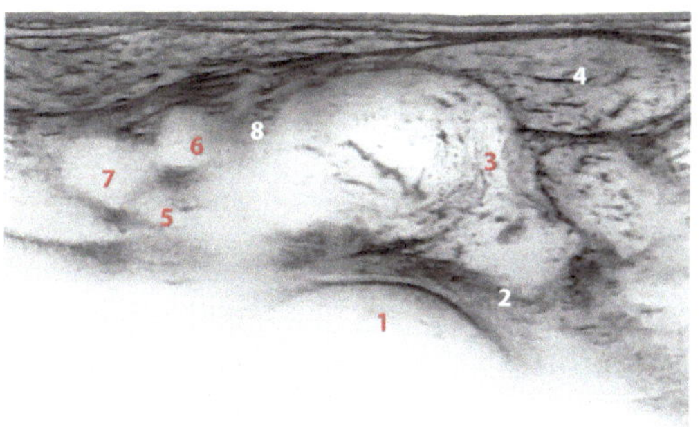

Abb. 6.6 Erklärendes Piktogramm. *1* Femurkopf, *2* Gelenkkapsel, *3* M. iliopsoas, *4* Mm. sartorius et rectus femoris, *5* A. femoralis profunda, *6* A. femoralis superficialis, *7* V. femoralis, *8* N. femoralis. (© Gruber, Schamberger, Konermann)

6.4 Laterale Standardschnittebene

6.4.1 Lateraler Longitudinalschnitt über dem Trochanter major

Schallkopfposition: (▪ Abb. 6.7)	Lateral in der anatomischen Frontalebene über dem Trochanter major
Zielstrukturen: (▪ Abb. 6.8, ▪ Abb. 6.9)	Trochanter major M. tensor fasciae latae

Tipp

- Das Bein sollte im Hüftgelenk leicht innenrotiert und gestreckt sein.

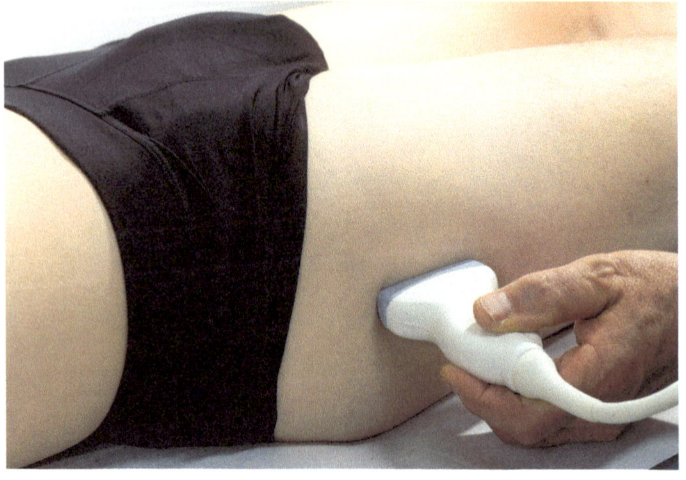

▪ **Abb. 6.7** Schallkopfposition. (© Konermann, Gruber, Sauerwein)

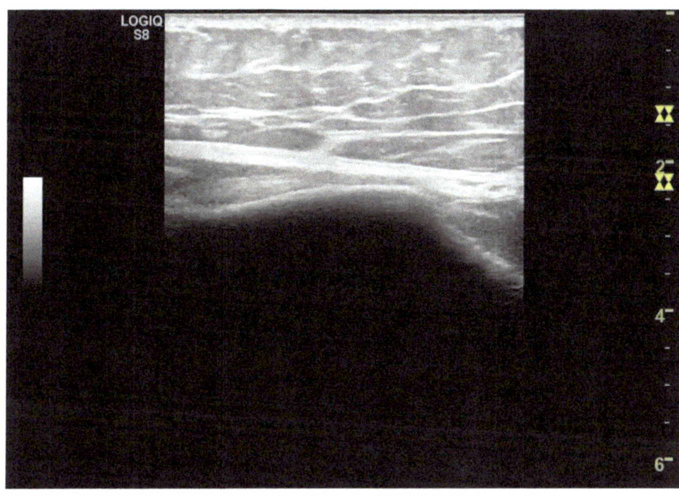

Abb. 6.8 Ultraschallbild. (© Gruber, Schamberger, Konermann)

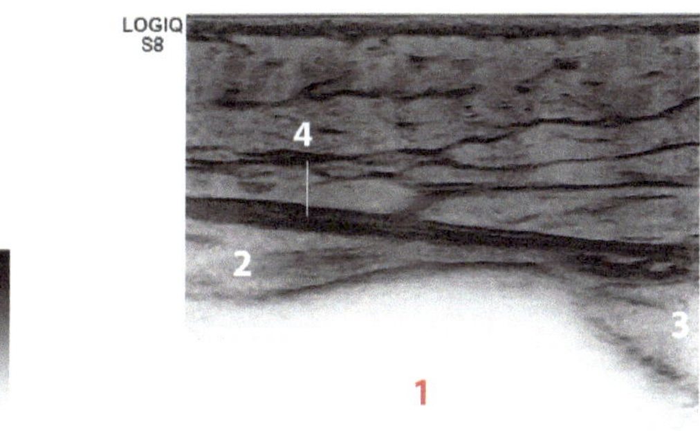

2
4
6

Abb. 6.9 Erklärendes Piktogramm. *1* Trochanter major, *2* M. gluteus medius, *3* M. gluteus maximus, *4* Tractus iliotibialis. (© Gruber, Schamberger, Konermann)

6.4.2 Lateraler Longitudinalschnitt über dem lateralen Pfannenrand

Schallkopfposition: (■ Abb. 6.10)	Anatomische Frontalebene über dem lateralen Anteil des Os ilium (lateraler Pfannenrand) und dem Femurkopf
Zielstrukturen: (■ Abb. 6.11, ■ Abb. 6.12)	Lateraler Pfannenrand (Os ilium) Femurkopf Trochanter major

Tipps

- Beurteilung der lateralen knöchernen Überdachung des Femurkopfes bei Hüftdysplasie möglich – auch nach dem 1. Lebensjahr.
- Bei Einstellungsproblemen: Der Schallkopf wird zunächst in Innenrotation des Beines über dem Trochanter major aufgesetzt. Anschließend wird das Bein langsam um ca. 20° nach außen rotiert und der Schallkopf gleichzeitig nach proximal und nach ventral geführt, bis die Idealposition erreicht ist.

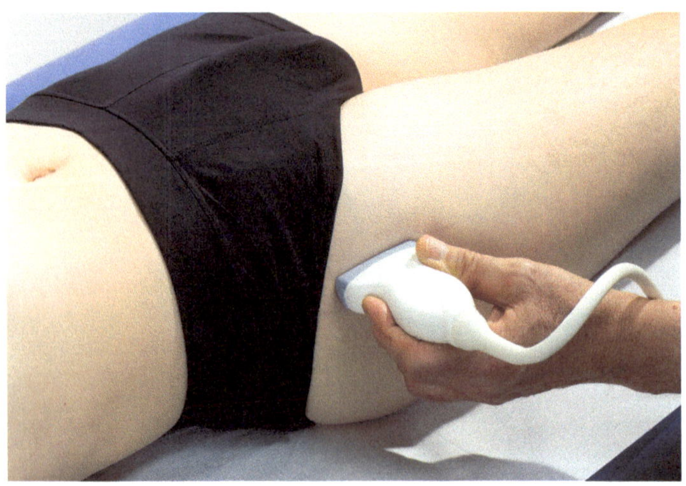

■ **Abb. 6.10** Schallkopfposition. (© Konermann, Gruber, Sauerwein)

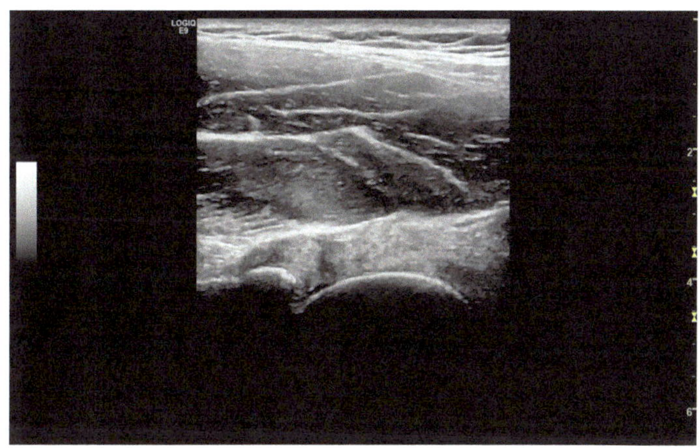

Abb. 6.11 Ultraschallbild. (© Gruber, Schamberger, Konermann)

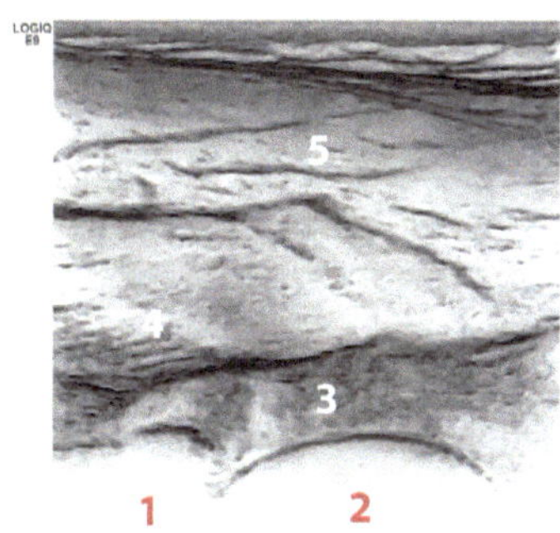

Abb. 6.12 Erklärendes Piktogramm. *1* Lateraler Azetabulumrand, *2* Femurkopf, *3* Gelenkkapsel, *4* Mm. gluteus minimus et medius, *5* M. gluteus maximus. (© Gruber, Schamberger, Konermann)

6.5 Optionale Schnittebenen

6.5.1 Posteriorer Longitudinalschnitt

Schallkopfposition: (■ Abb. 6.13)	Posterior in der Schenkelhalslängsachse über dem proximalen Femur
Zielstrukturen: (■ Abb. 6.14, ■ Abb. 6.15)	Femurkopf Schenkelhals

Tipp

- Durch Rotation des Beines kann der sonografisch erfasste Abschnitt vergrößert werden.

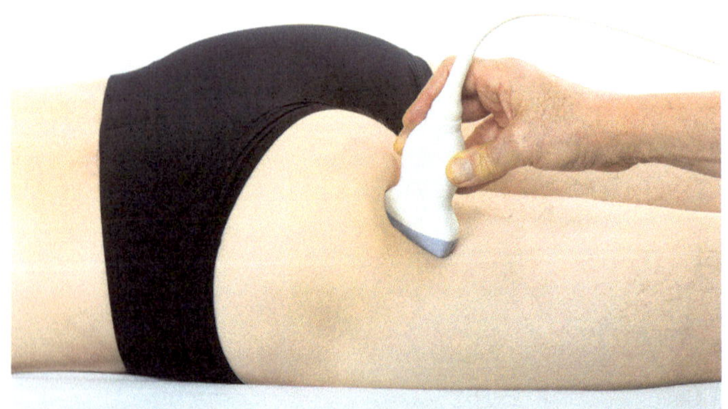

■ **Abb. 6.13** Schallkopfposition. (© Konermann, Gruber, Sauerwein)

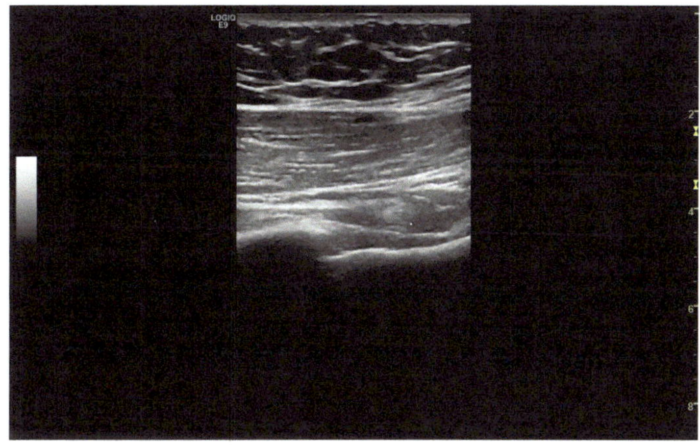

Abb. 6.14 Ultraschallbild. (© Gruber, Schamberger, Konermann)

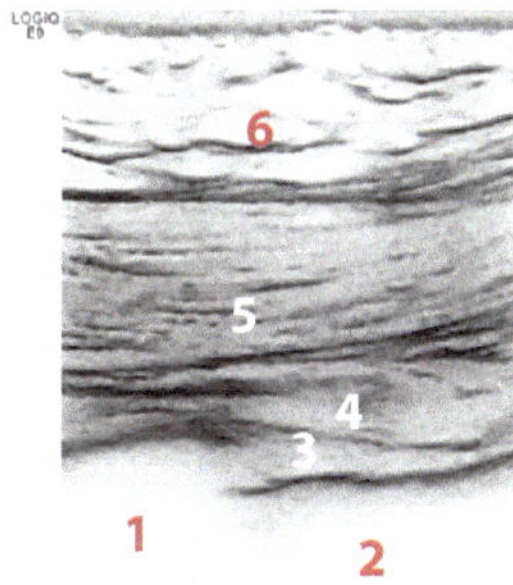

Abb. 6.15 Erklärendes Piktogramm. *1* Dorsaler Acetabulumrand, *2* Femurkopf und Schenkelhals, *3* Gelenkkapsel, *4* M. quadratus femoris, *5* M. gluteus maximus, *6* subkutanes Fettgewebe. (© Gruber, Schamberger, Konermann)

6.5.2 Posteriorer Transversalschnitt

Schallkopfposition: (▪ Abb. 6.16)	Dorsal ca. 90° zur Schenkelhalslängsachse über dem proximalen Femur
Zielstrukturen: (▪ Abb. 6.17, ▪ Abb. 6.18)	Femurkopf Schenkelhals

Tipps

- Diese Schnittebene erreicht man am einfachsten, wenn man sie aus dem vorhergehenden dorsalen Longitudinalschnitt entwickelt: Der Schallkopf wird um 90° nach medial gedreht.
- Durch Rotation des Beines kann der sonografisch erfasste Abschnitt vergrößert werden.

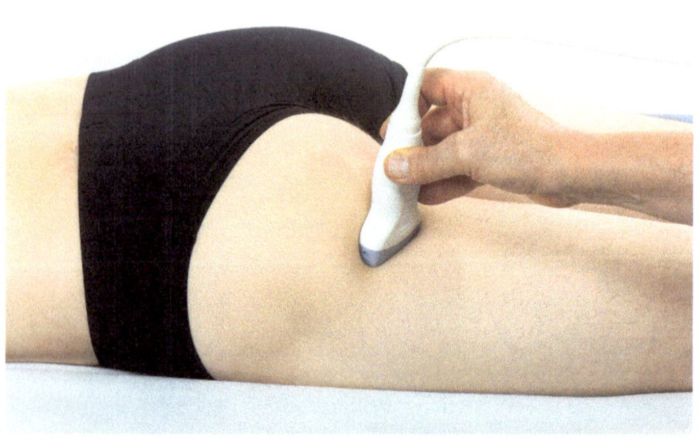

▪ **Abb. 6.16** Schallkopfposition. (© Konermann, Gruber, Sauerwein)

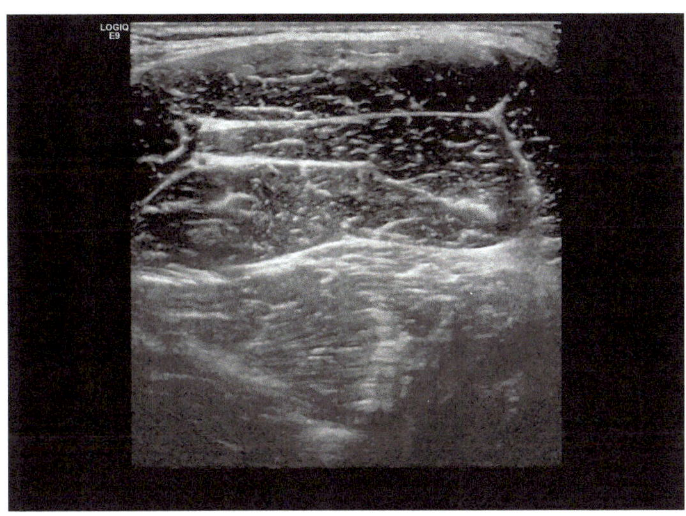

Abb. 6.17 Ultraschallbild. (© Gruber, Schamberger, Konermann)

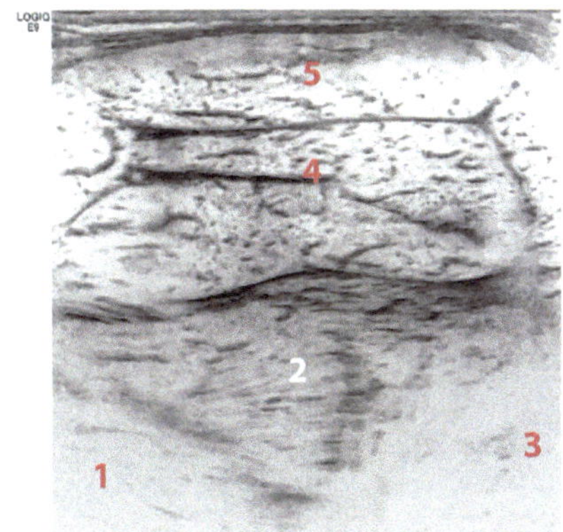

Abb. 6.18 Erklärendes Piktogramm. *1* Os ischii, *2* M. piriformis, *3* Femur (Trochanter major), *4* M. gluteus medius, *5* M. gluteus maximus. (© Gruber, Schamberger, Konermann)

6.5.3 Lateraler Transversalschnitt

Schallkopfposition: (Abb. 6.19)	Lateral im Transversalschnitt, über dem hier palpablen Trochanter major, ca. 90° zum lateralen Longitudinalschnitt
Zielstrukturen: (Abb. 6.20, Abb. 6.21)	Trochanter major M. tensor fasciae latae

Tipps

- Diese Schnittebene erreicht man am einfachsten, wenn man sie aus dem vorhergehenden dorsalen Longitudinalschnitt entwickelt: Der Schallkopf wird um ca. 90° nach medial gedreht.
- Durch Rotation des Beines kann der sonografisch erfasste Abschnitt vergrößert werden.

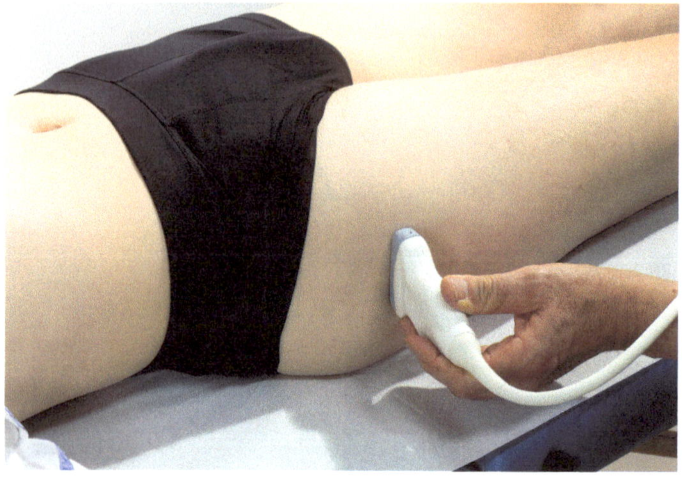

Abb. 6.19 Schallkopfposition. (© Konermann, Gruber, Sauerwein)

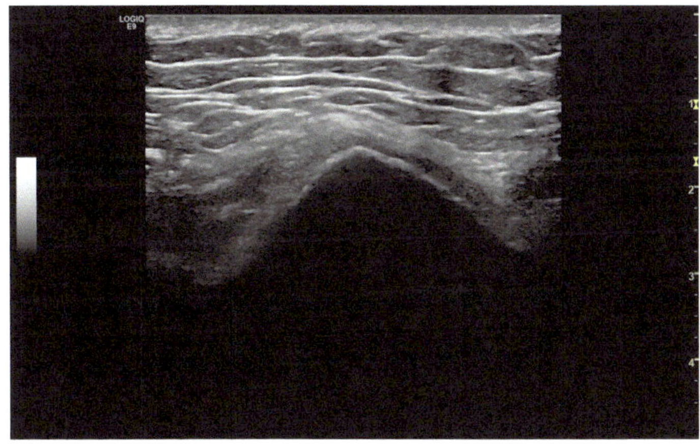

Abb. 6.20 Ultraschallbild. (© Gruber, Schamberger, Konermann)

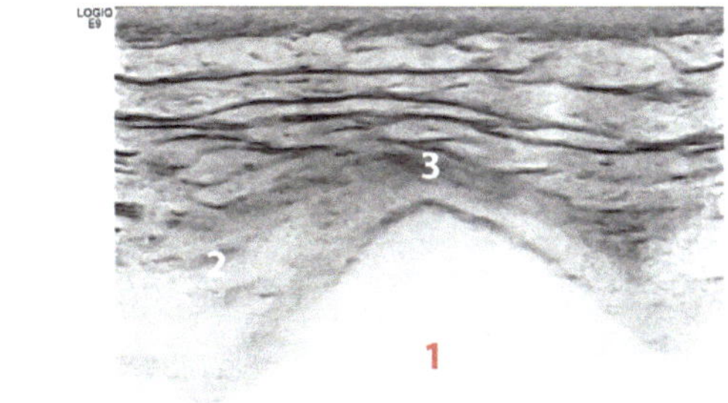

Abb. 6.21 Erklärendes Piktogramm. *1* Trochanter major, *2* M. tensor fasciae latae, *3* Tractus iliotibialis. (© Gruber, Schamberger, Konermann)

6.5.4 Longitudinalschnitt Adduktorenursprünge

Schallkopfposition: (◘ Abb. 6.22)
Der Schallkopf wird inguinal im Longitudinalschnitt, unmittelbar über den Adduktorenursprüngen, aufgesetzt. Bei auf der Untersuchungsliege aufgesetztem Fuß befindet sich das Hüftgelenk in einer Flexions-Abduktionsstellung.

Zielstrukturen: (◘ Abb. 6.23, ◘ Abb. 6.24)
Ursprungsregion der Adduktoren des Hüftgelenkes

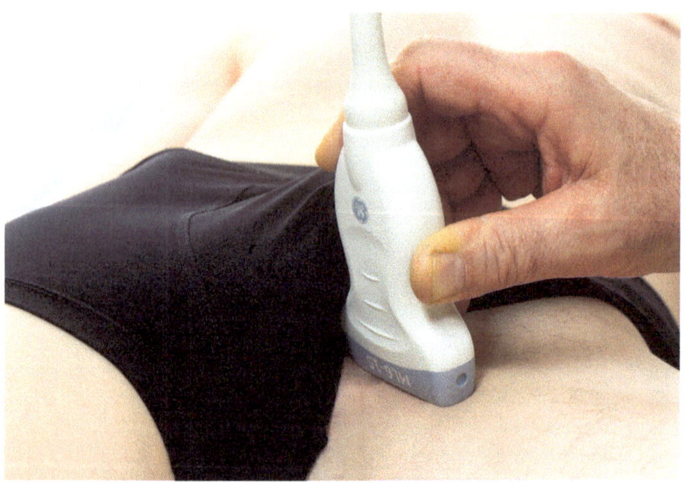

◘ **Abb. 6.22** Schallkopfposition. (© Konermann, Gruber, Sauerwein)

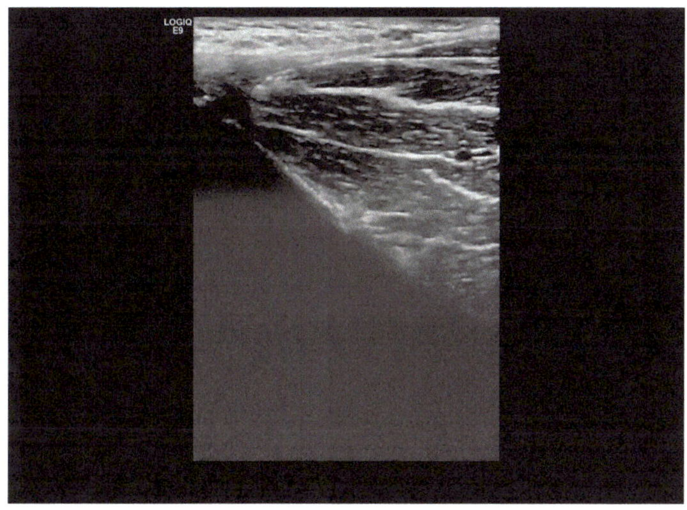

Abb. 6.23 Ultraschallbild. (© Gruber, Schamberger, Konermann)

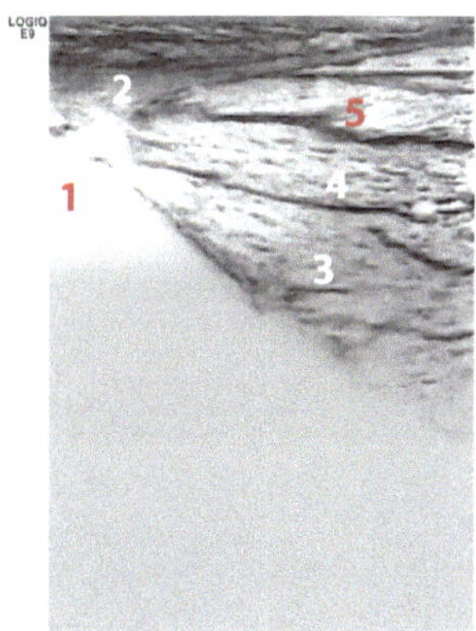

Abb. 6.24 Erklärendes Piktogramm. *1* Tuberculum pubicum, *2* Sehne des Ursprungs des M. gracilis, *3* M. obturator externus, *4* M. adductor brevis, *5* M. adductor longus. (© Gruber, Schamberger, Konermann)

Kniegelenk

G. Gruber, C. Schamberger, W. Konermann

G. Gruber et al., *Sonografie in Orthopädie, Unfallchirurgie und Rheumatologie*
https://doi.org/10.1007/978-3-662-57659-5_7

7.1 Typische Indikationen und Befunde

Einteilung	Erkrankungen
Veränderungen des Knochens	Gonarthrose
	Freie Gelenkkörper
	Patella bipartita
	Fabella
	Frakturen
	Avaskuläre Osteonekrosen und Osteochondrosen: – Osteochondrosis dissecans – M. Ahlbäck
Veränderungen der Bursen und der Gelenkhöhle	Gelenkerguss
	Synovialitis
	Bursitis praepatellaris
	Bursitis infrapatellaris superficialis
	Bursitis infrapatellaris profunda
	Baker-Zyste
	Semimembranosussehnenzyste
Veränderungen der Sehnen und Bänder	Ruptur oder degenerative Veränderungen der Quadrizepssehne
	Ruptur oder degenerative Veränderungen des Lig. patellae: – Morbus Osgood-Schlatter – Knöcherner distaler Ausriss des Lig. patellae – Tendinose des Lig. patellae (Jumper's knee) – Ruptur des Lig. patellae – Postoperative Veränderungen des Lig. patellae
	Bizepssehnenganglion
	Innenbandläsion (ggf. Stabilitätsuntersuchung)
	Läsion des vorderen Kreuzbandes (ggf. Stabilitätsuntersuchung)
	Läsion des hinteren Kreuzbandes

Einteilung	Erkrankungen
Kombinierte Veränderungen und weitere Befunde	Gonarthritis
	Weichteilverletzung
	Meniskus: – Meniskusläsion – Meniskusganglion
	Frakturen
	Tumoren
	Fremdkörper

7.2 Untersuchungsablauf

Untersuchungsregionen

Die standardisierte sonografische Untersuchung des Kniegelenkes wird in anterioren, medialen, lateralen und posterioren Schnittebenen, jeweils in Longitudinal- und in Transversalschnitten durchgeführt.

Set-up anteriore und seitliche Standardschnittebenen

Patient/-in befindet sich in Rückenlage auf der Untersuchungsliege. Untersucher/-in steht oder sitzt auf der gleichen Seite.

Die Beine des Patienten sollten gestreckt und in Neutral-Null-Position gelagert werden, eine leichte Kniebeugestellung von 20° ist optional möglich. Bei Einstellung des anterioren suprapatellaren Transversalschnittes empfiehlt sich eine maximale Kniegelenkflexion.

Set-up posteriore Standardschnittebenen

Patient/-in befindet sich in Bauchlage auf der Untersuchungsliege. Untersucher/-in steht oder sitzt auf der gleichen Seite.

Die Beine des Patienten sollten gestreckt und in Neutral-Null-Position gelagert werden, eine leichte Kniebeugestellung von 10–20° durch Unterlegen einer Halbrolle unter die Sprunggelenke ist optional möglich. Hierdurch wird die posteriore Kniegelenkkapsel entspannt.

Dokumentationsempfehlung bei unauffälligem Befund

- Anteriorer suprapatellarer Longitudinalschnitt
- Posteriorer kondylärer Transversalschnitt

7.3 Anteriore Standardschnittebenen

7.3.1 Suprapatellarer Longitudinalschnitt

Schallkopfposition: (Abb. 7.1)	Anterior im Verlauf der Quadrizepssehne
Zielstrukturen: (Abb. 7.2, Abb. 7.3)	Patellabasis Anteriore Femurkortikalis Quadrizepssehne

Tipps

- Die Patella zwischen Daumen und Zeigefinger fixieren. Den Schallkopf im Längsschnitt zwischen Daumen und Zeigefinger auf der Patella aufsetzen und dann nach proximal führen.
- Sehr wichtig: Den Patienten auffordern, die Oberschenkelmuskulatur anzuspannen.

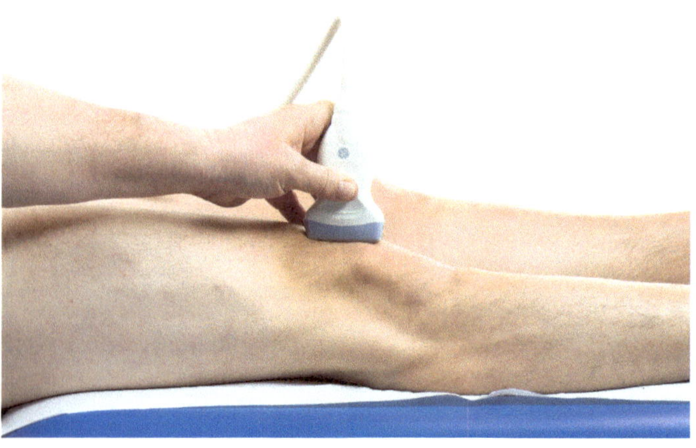

Abb. 7.1 Schallkopfposition. (© Konermann, Gruber, Sauerwein)

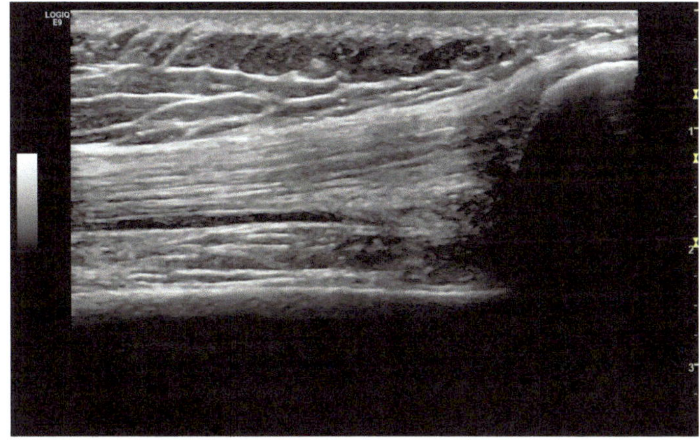

Abb. 7.2 Ultraschallbild. (© Gruber, Schamberger, Konermann)

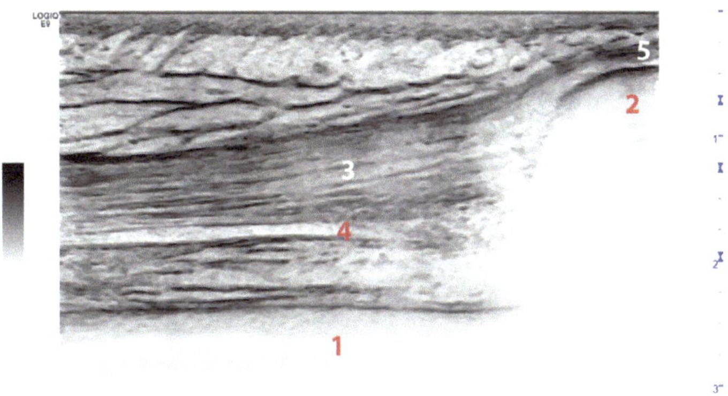

Abb. 7.3 Erklärendes Piktogramm. *1* Femur, *2* Patella, *3* Quadrizepssehne, *4* oberer Rezessus, *5* Bursa praepatellaris. (© Gruber, Schamberger, Konermann)

7.3.2 Suprapatellarer Transversalschnitt

Schallkopfposition: (■ Abb. 7.4)	Der Schallkopf wird anterior 90° zum Verlauf der Quadrizepssehne aufgesetzt und dann planparallel nach proximal bis über die Trochlea femoris und die Quadrizepssehne geführt.
Zielstrukturen: (■ Abb. 7.5, ■ Abb. 7.6)	Trochlea femoris Quadrizepssehne

Tipp

- Einstellung in maximaler Kniegelenkflexion wird empfohlen, da sonst die über dem Patellagleitlager befindliche Patella den Einblick verhindert.

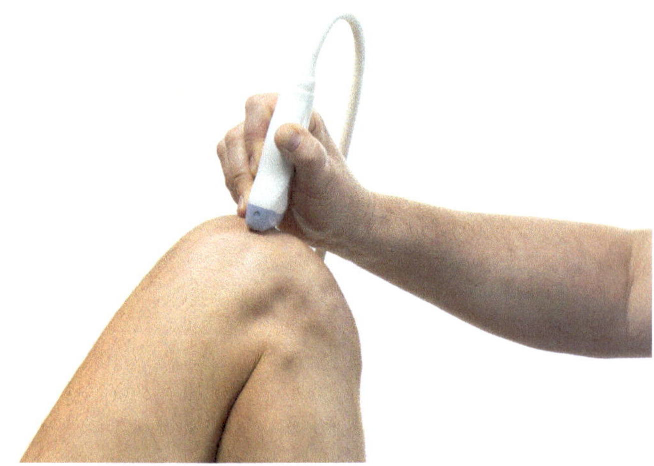

■ **Abb. 7.4** Schallkopfposition. (© Konermann, Gruber, Sauerwein)

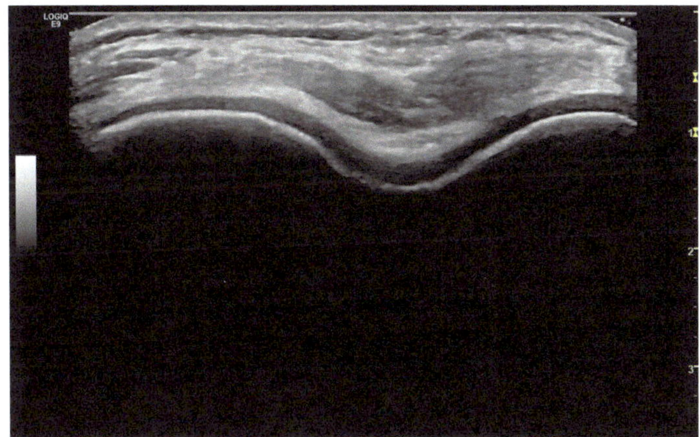

Abb. 7.5 Ultraschallbild. (© Gruber, Schamberger, Konermann)

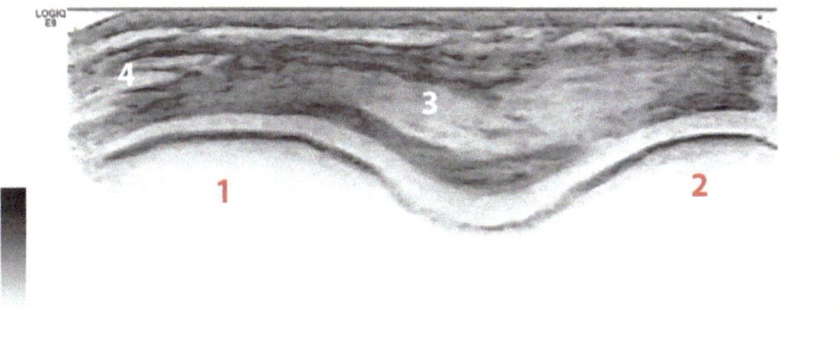

Abb. 7.6 Erklärendes Piktogramm. *1* Condylus femoris medialis, *2* Condylus femoris lateralis, *3* Quadrizepssehne *4* M. vastus medialis. (© Gruber, Schamberger, Konermann)

7.3.3 Infrapatellarer Longitudinalschnitt

Schallkopfposition: (◘ Abb. 7.7)	Der Schallkopf wird anterior im Verlauf des Lig. patellae aufgesetzt und nach distal bis an die Tuberositas tibiae geführt.
Zielstrukturen: (◘ Abb. 7.8, ◘ Abb. 7.9)	Patellaspitze Lig. patellae Tuberositas tibiae

Tipps

- Die Patella zwischen Daumen und Zeigefinger fixieren. Den Schallkopf im Längsschnitt zwischen Daumen und Zeigefinger auf der Patella aufsetzen und nach distal führen.
- Im Idealfall ist – bei ausreichender Schallkopflänge – das Lig. patellae komplett abgebildet.

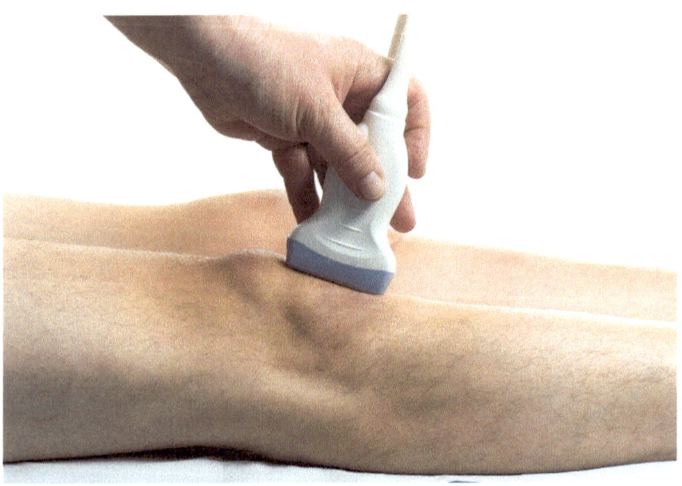

◘ **Abb. 7.7** Schallkopfposition. (© Konermann, Gruber, Sauerwein)

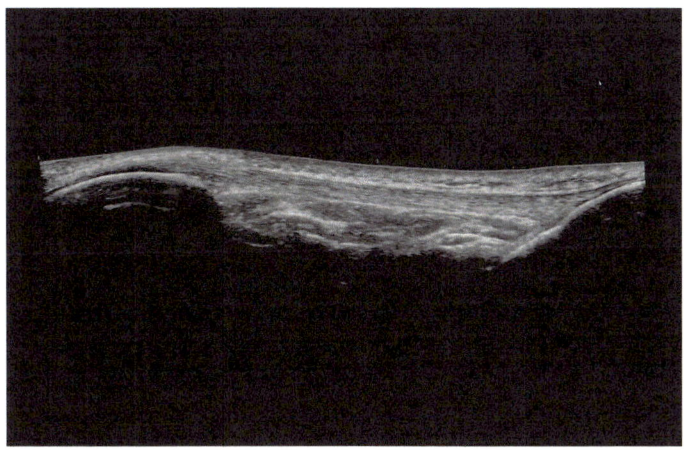

Abb. 7.8 Ultraschallbild. (© Gruber, Schamberger, Konermann)

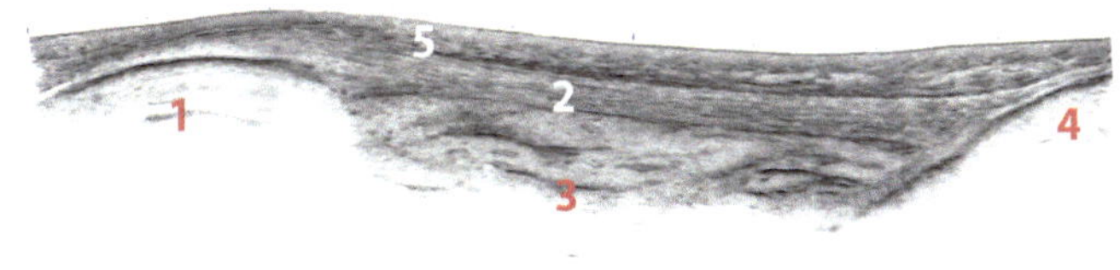

Abb. 7.9 Erklärendes Piktogramm. *1* Patella, *2* Lig. patellae, *3* Hoffa-Fettkörper, *4* Tuberositas tibiae, 5 Bursa infrapatellaris. (© Gruber, Schamberger, Konermann)

7.3.4 Infrapatellarer Transversalschnitt

Schallkopfposition: (▣ Abb. 7.10)	Der Schallkopf wird anterior 90° zum Verlauf des Lig. patellae aufgesetzt und dann planparallel nach distal bis über die Kondylenregion, die Tuberositas tibiae und das Lig. patellae geführt. Diese Schnittebene wird in Streck- und in Beugestellung des Kniegelenkes eingestellt.
Zielstrukturen: (▣ Abb. 7.11, ▣ Abb. 7.12)	Condylus femoris medialis Condylus femoris lateralis Tuberositas tibiae Lig. patellae

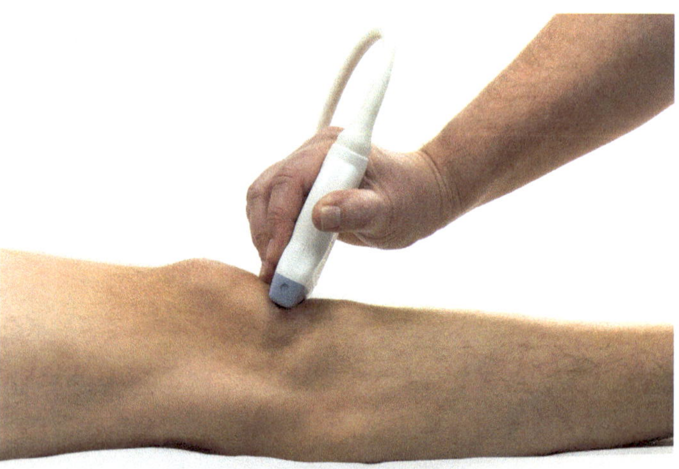

▣ **Abb. 7.10** Schallkopfposition in Streckstellung des Kniegelenkes. Für die Einstellung des infrapatellaren Transversalschnittes wird zunächst der suprapatellare Transversalschnitt eingestellt (▣ Abb. 7.4) und der Schallkopf dann nach distal geführt. (© Konermann, Gruber, Sauerwein)

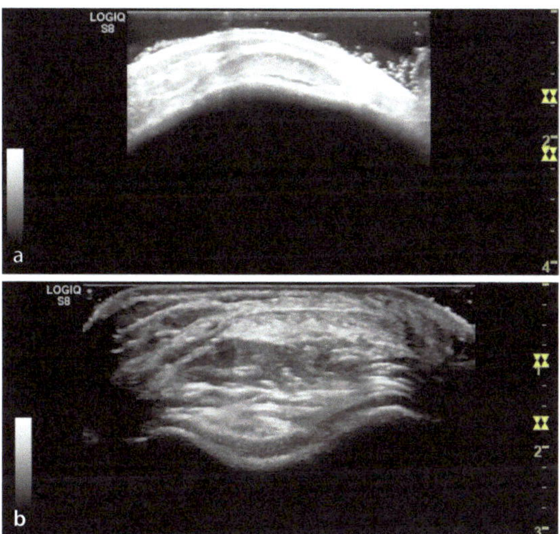

Abb. 7.11a,b Ultraschallbilder. (© Gruber, Schamberger, Konermann)

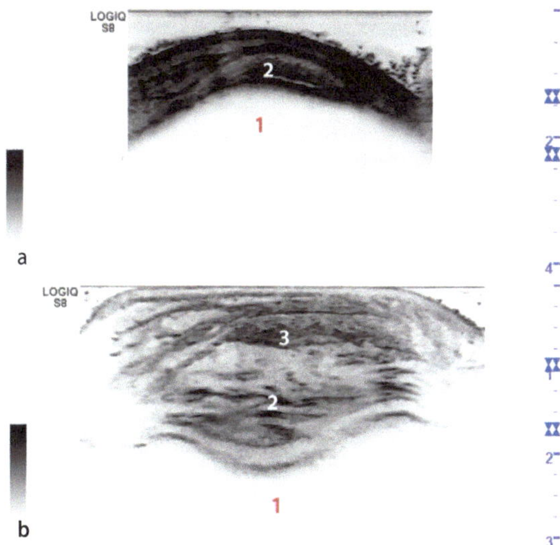

Abb. 7.12a,b Erklärende Piktogramme. **a** Untersuchung in Streckstellung: *1* Tuberositas tibiae, *2* Lig. patellae, **b** Untersuchung in Beugestellung: *1* Trochlea femoris, *2* Hoffa-Fettkörper, *3* Lig. patellae. (© Gruber, Schamberger, Konermann)

7.4 Seitliche Standardschnittebenen

7.4.1 Medialer Longitudinalschnitt

Schallkopfposition: (■ Abb. 7.13)	Medial im Verlauf der Femurschaftachse über dem Gelenkspalt
Zielstrukturen: (■ Abb. 7.14, ■ Abb. 7.15)	Femur Tibia Medialer Gelenkspalt

Tipp

Den Schallkopf im Longitudinalschnitt weit nach posterior führen – direkt über das Lig. collaterale mediale.

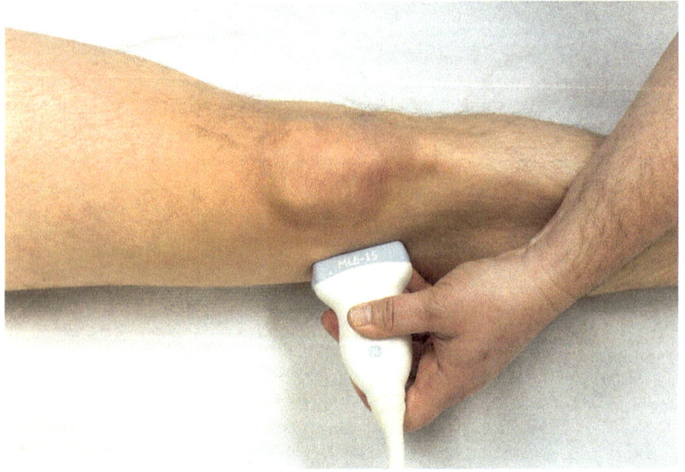

■ **Abb. 7.13** Schallkopfposition. (© Konermann, Gruber, Sauerwein)

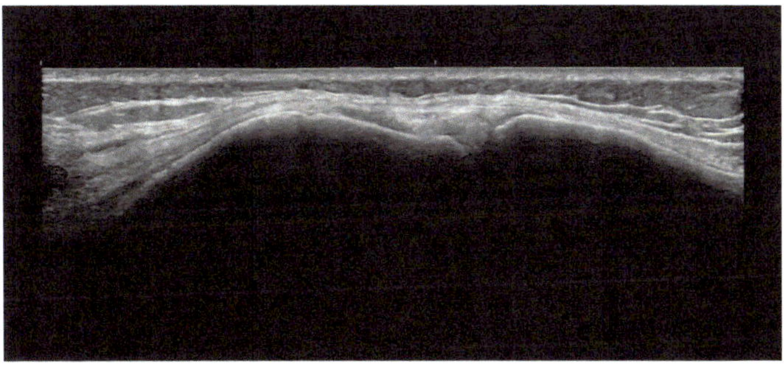

Abb. 7.14 Ultraschallbild. (© Gruber, Schamberger, Konermann)

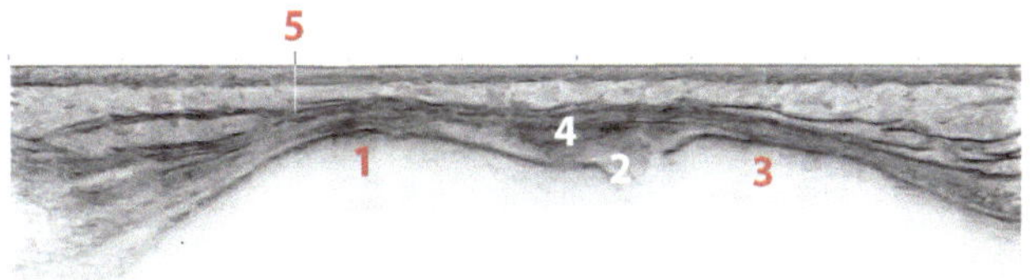

Abb. 7.15 Erklärendes Piktogramm. *1* medialer Epikondylus, *2* medialer Gelenkspalt mit Pars intermedius des Innenmeniskus, *3* medialer Tibiakopf, *4* Kapselbandapparat, *5* Sehne des M. semimembranosus. (© Gruber, Schamberger, Konermann)

7.4.2 Lateraler Longitudinalschnitt

Schallkopfposition: (▣ Abb. 7.16)	Lateral im Verlauf der Femurlängsachse über dem Gelenkspalt
Zielstrukturen: (▣ Abb. 7.17, ▣ Abb. 7.18)	Femur Tibia Fibulakopf Lateraler Gelenkspalt

Tipp

- Den Schallkopf im Longitudinalschnitt weit nach posterior führen – direkt über das Lig. collaterale laterale.

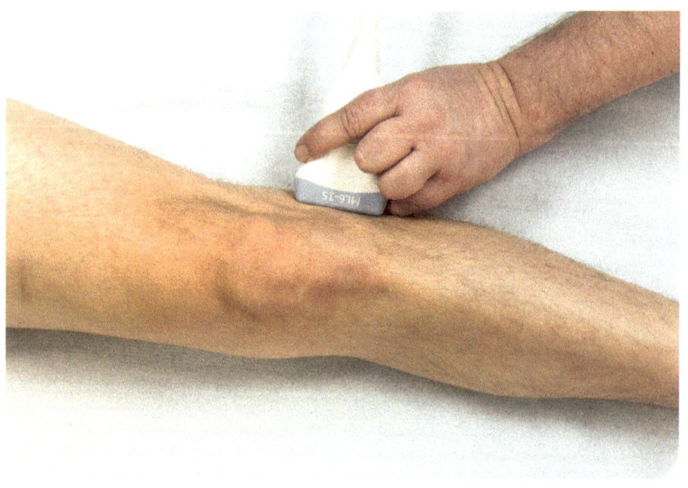

▣ **Abb. 7.16** Schallkopfposition. (© Konermann, Gruber, Sauerwein)

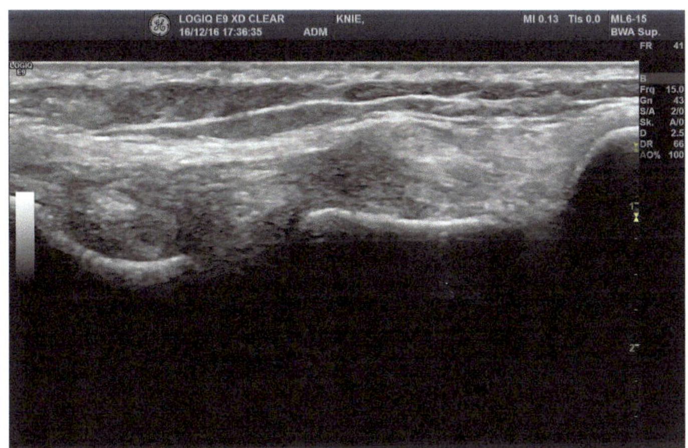

Abb. 7.17 Ultraschallbild: Das Lig. collaterale fibulare ist gut zu erkennen. (© Gruber, Schamberger, Konermann)

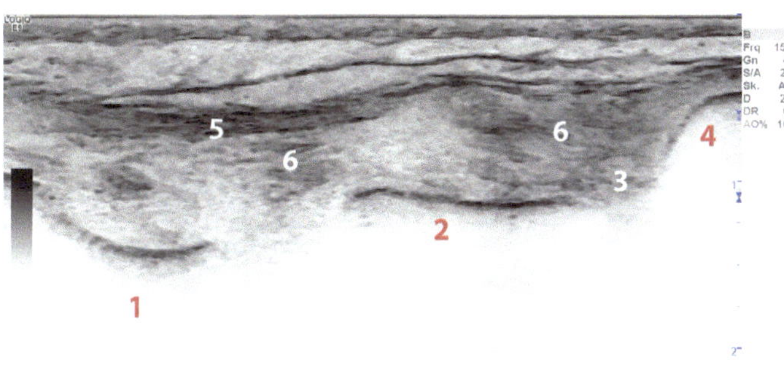

Abb. 7.18 Erklärendes Piktogramm. *1* Condylus femoris lateralis, *2* lateraler Tibiakopf, *3* Gelenkkapsel, *4* Fibulaköpfchen, *5* Bizepssehne, *6* Kapselbandapparat. (© Gruber, Schamberger, Konermann)

7.5 Posteriore Standardschnittebenen

Tipps

- Es empfiehlt sich, die posterioren Schnittebenen als fließenden Untersuchungsgang durchzuführen.
- Der Schallkopf muss für die Einstellung der longitudinalen Schnittebenen in einer streng horizontalen Linie planparallel von medial nach lateral geführt werden und darf hierbei nicht gekippt werden. Dies gilt analog für die Einstellung der transversalen Schnittebenen in proximal-distaler Richtung.

7.5.1 Medialer Longitudinalschnitt

Schallkopfposition: (▫ Abb. 7.19)	Posteromedial in der Beinlängsachse über dem Gelenkspalt
Zielstrukturen: (▫ Abb. 7.20, ▫ Abb. 7.21)	Condylus femoris medialis Medialer Tibiakopf Posteromedialer Gelenkspalt

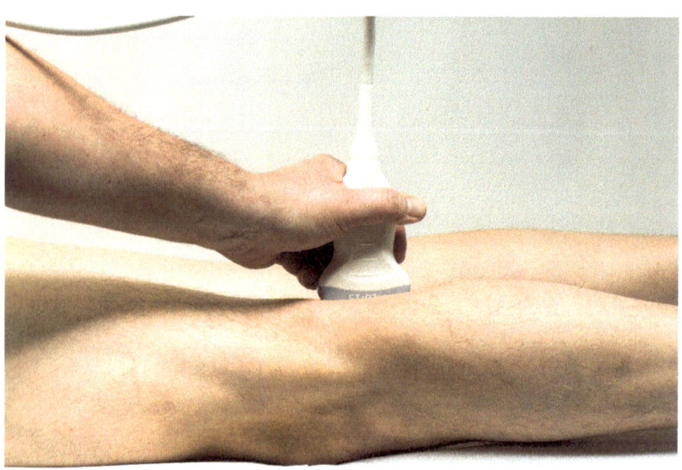

▫ **Abb. 7.19** Schallkopfposition. (© Konermann, Gruber, Sauerwein)

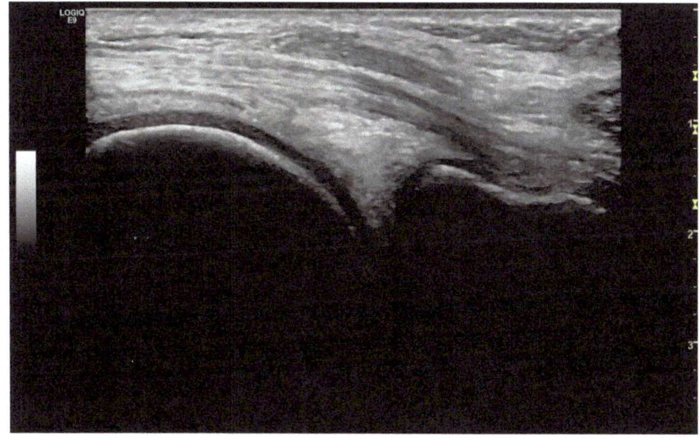

Abb. 7.20 Ultraschallbild. (© Gruber, Schamberger, Konermann)

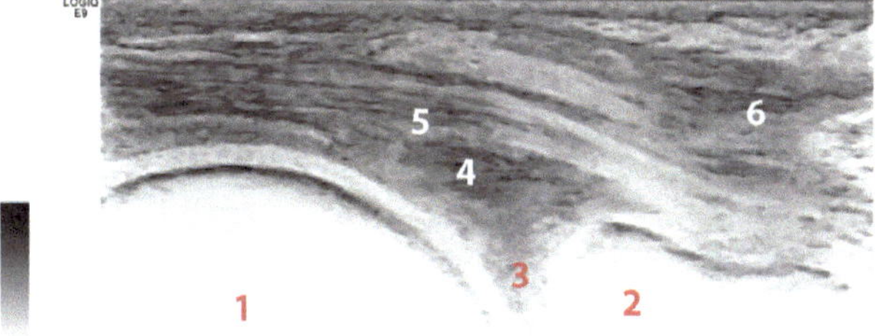

Abb. 7.21 Erklärendes Piktogramm. *1* Condylus femoris medialis, *2* dorsomedialer Tibiakopf, *3* Gelenkspalt mit Innenmeniskushinterhorn, *4* Gelenkkapsel, *5* Sehnen der Mm. semimembranosus et semitendinosus, *6* M. gastrocnemius caput mediale. (© Gruber, Schamberger, Konermann)

7.5.2 Interkondylärer Longitudinalschnitt

Schallkopfposition: (◘ Abb. 7.22)	Posteromedian in der Beinlängsachse im Verlauf der Poplitealgefäße und über dem hinteren Kreuzband
Zielstrukturen: (◘ Abb. 7.23, ◘ Abb. 7.24)	Distales Femur interkondylär Tibiakopf Hinteres Kreuzband A. poplitea

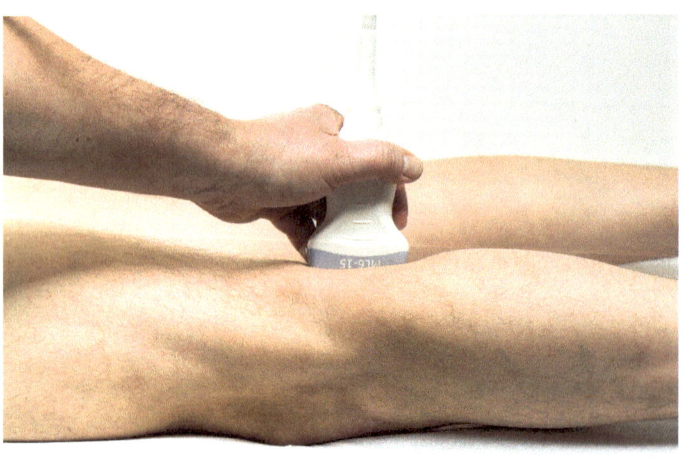

◘ **Abb. 7.22** Schallkopfposition. (© Konermann, Gruber, Sauerwein)

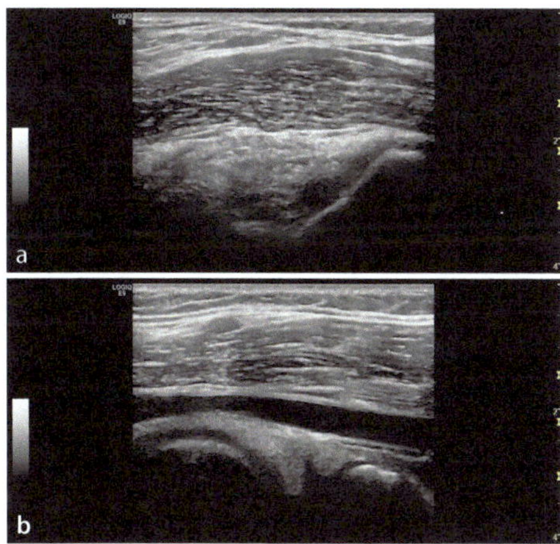

Abb. 7.23a,b Ultraschallbilder: Um die V. poplitea darzustellen, muss mit der freien Hand kurz die Wade komprimiert werden. (© Gruber, Schamberger, Konermann)

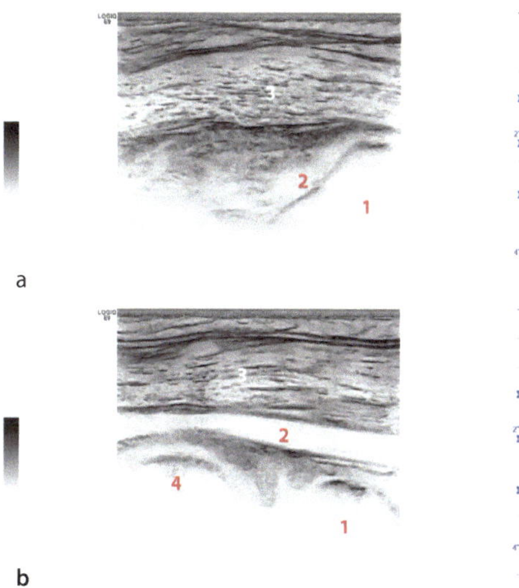

Abb. 7.24a,b Erklärende Piktogramme. **a** *1* Dorsaler Tibiakopf, *2* hinteres Kreuzband, *3* M. gastrocnemius caput mediale, **b** *1* dorsaler Tibiakopf, *2* A. poplitea, *3* M. gastrocnemius caput mediale, *4* Condylus femoris medialis. (© Gruber, Schamberger, Konermann)

7.5.3 Lateraler Longitudinalschnitt

Schallkopfposition: (Abb. 7.25)	Posterolateral in der Beinlängsachse über dem Gelenkspalt
Zielstrukturen: (Abb. 7.26, Abb. 7.27)	Condylus femoris lateralis Hinterhorn des Außenmeniskus Lateraler Tibiakopf

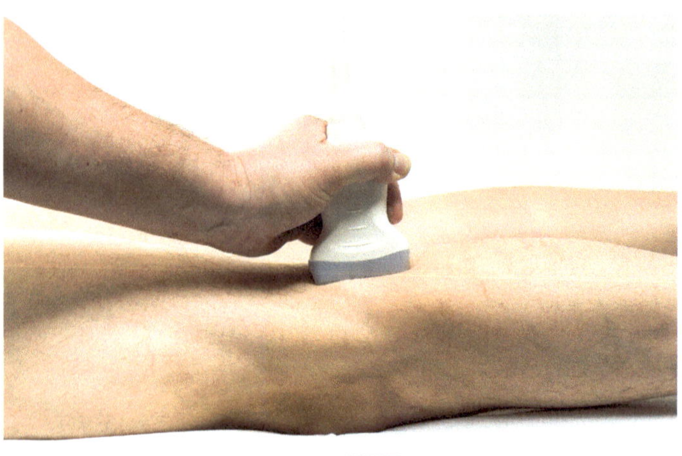

Abb. 7.25 Schallkopfposition. (© Konermann, Gruber, Sauerwein)

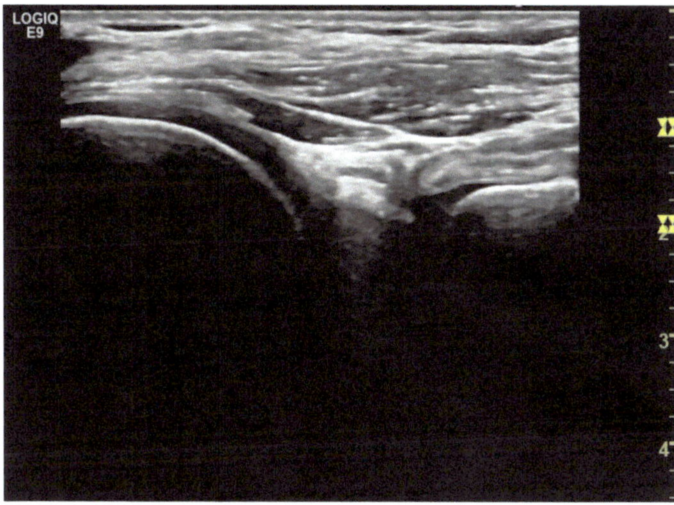

Abb. 7.26 Ultraschallbild. (© Gruber, Schamberger, Konermann)

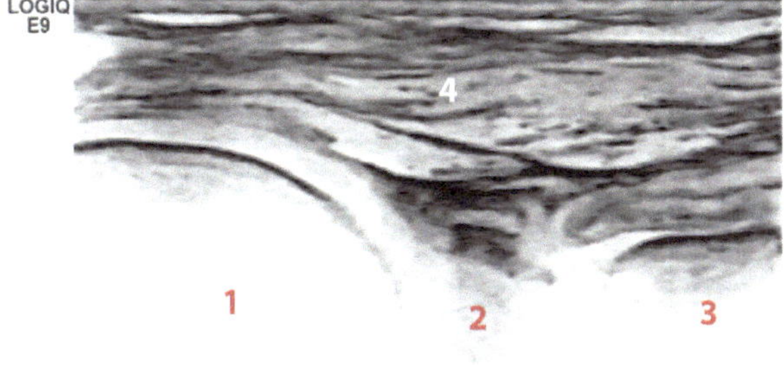

Abb. 7.27 Erklärendes Piktogramm. *1* Condylus femoris lateralis, *2* Gelenkspalt mit Außenmeniskushinterhorn, *3* dorsolateraler Tibiakopf, *4* M. gastrocnemius caput laterale. (© Gruber, Schamberger, Konermann)

7.5.4 Kondylärer Transversalschnitt

Schallkopfposition: (■ Abb. 7.28)	ca. 90° zu den Longitudinalschnitten posterior über dem distalen Femur
Zielstrukturen: (■ Abb. 7.29, ■ Abb. 7.30)	Condylus femoris medialis Condylus femoris lateralis Fossa intercondylaris

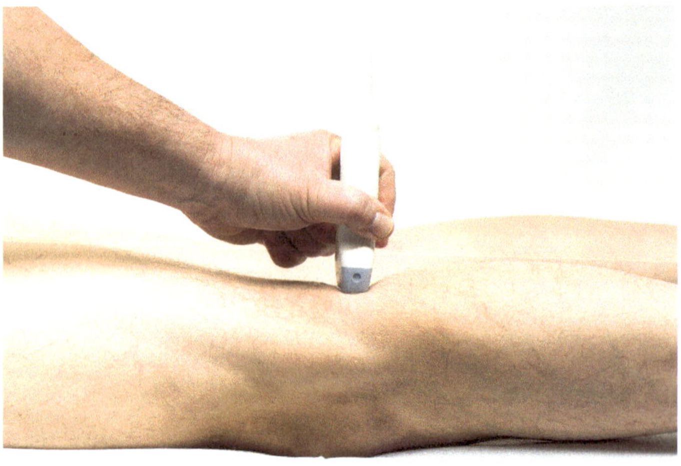

■ **Abb. 7.28** Schallkopfposition. (© Konermann, Gruber, Sauerwein)

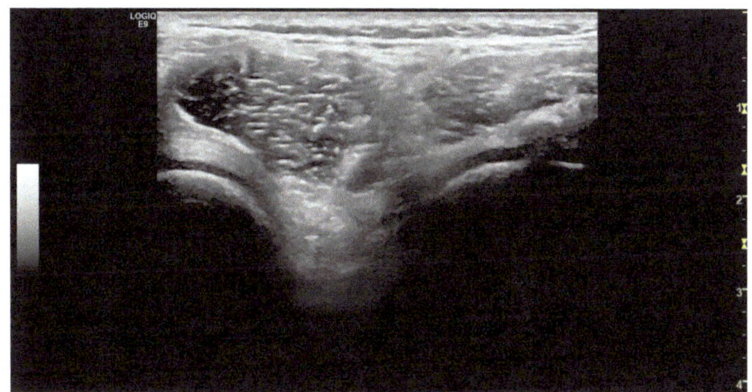

■ **Abb. 7.29** Ultraschallbild: Nebenbefundlich kommt als anatomische Normvariante über dem Condylus femoris lateralis eine Fabella als echoreiche Struktur mit Schallschatten zur Darstellung. (© Gruber, Schamberger, Konermann)

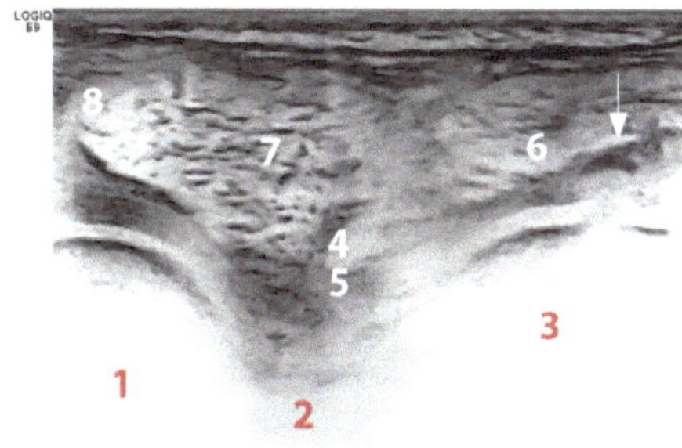

■ **Abb. 7.30** Erklärendes Piktogramm. *1* Condylus femoris medialis, *2* Fossa intercondylaris, *3* Condylus femoris lateralis, *4* V. poplitea, *5* A. poplitea, *6* M. gastrocnemius caput laterale, *7* M. gastrocnemius caput mediale, *8* Mm. semimembranosus et semitendinosus, *Pfeil*: Fabella. (© Gruber, Schamberger, Konermann)

7.5.5 Kondylärer Transversalschnitt zur Darstellung des vorderen Kreuzbandes

Schallkopfposition: (◘ Abb. 7.31)	Der Schallkopf wird ca. 90° zu den Longitudinalschnitten posterior über der Kondylenregion aufgesetzt und nach medial gekippt.
Zielstrukturen: (◘ Abb. 7.32, ◘ Abb. 7.33)	Condylus femoris medialis Condylus femoris lateralis Fossa intercondylaris Femorale Fixation des vorderen Kreuzbandes

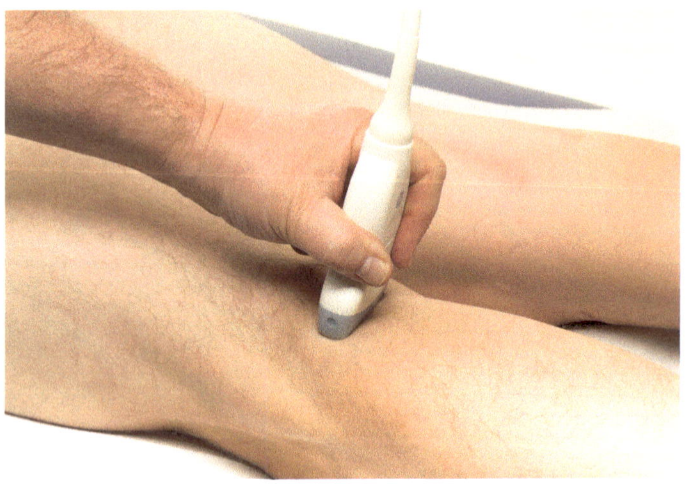

◘ **Abb. 7.31** Schallkopfposition. (© Konermann, Gruber, Sauerwein)

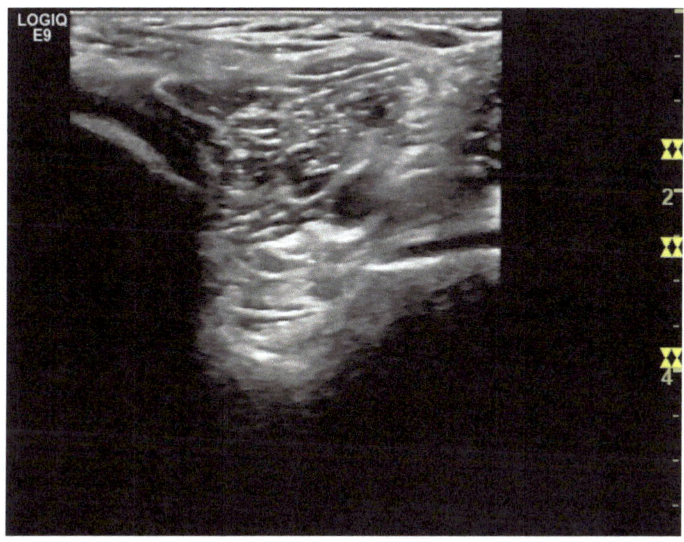

Abb. 7.32 Ultraschallbild. (© Gruber, Schamberger, Konermann)

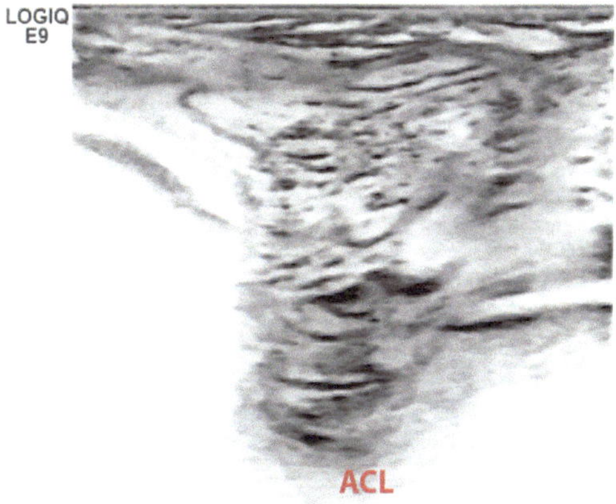

Abb. 7.33 Erklärendes Piktogramm. *ACL:* femorale Fixation des vorderen Kreuzbandes. (© Gruber, Schamberger, Konermann)

7.5.6 Tibialer Transversalschnitt

Schallkopfposition: (◘ Abb. 7.34)	ca. 90° zu den Longitudinalschnitten posterior über dem Tibiakopf
Zielstrukturen: (◘ Abb. 7.35, ◘ Abb. 7.36)	Tibiakopf Area intercondylaris posterior

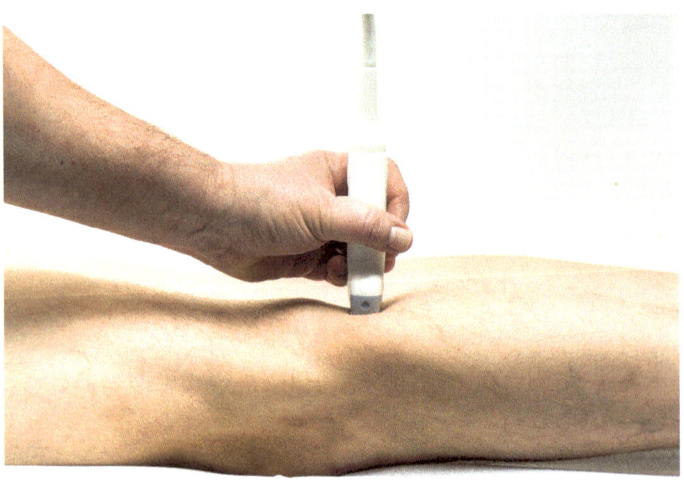

◘ **Abb. 7.34** Schallkopfposition. (© Konermann, Gruber, Sauerwein)

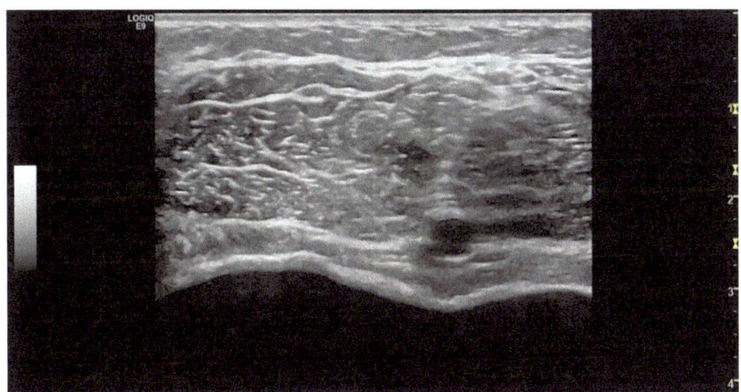

Abb. 7.35 Ultraschallbild. (© Gruber, Schamberger, Konermann)

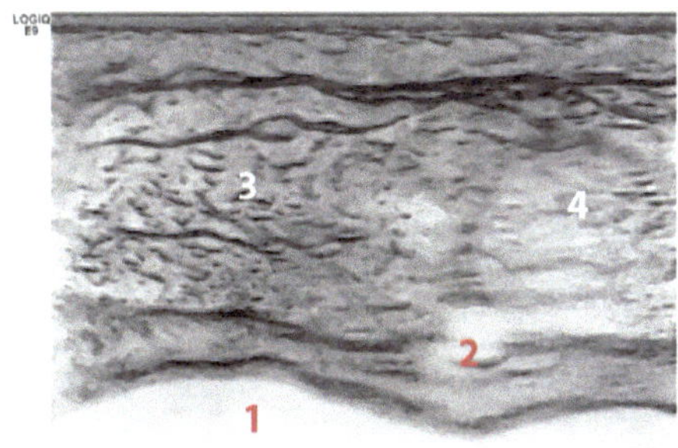

Abb. 7.36 Erklärendes Piktogramm. *1* Dorsaler Tibiakopf, *2* A. poplitea, *3* M. gastrocnemius caput mediale, *4* M. gastrocnemius caput laterale. (© Gruber, Schamberger, Konermann)

7.6 Optionale Schnittebenen

▪ **Patientenposition**

Patient befindet sich für die Einstellung der optionalen Schnittebenen in Rückenlage, der Untersucher steht oder sitzt auf derselben Seite.

7.6.1 Anteriorer medialer Longitudinalschnitt

Schallkopfposition: (▫ Abb. 7.37)	Anterior in der Beinlängsachse medial des Patellarandes über dem Retinaculum patellae mediale
Zielstrukturen: (▫ Abb. 7.38, ▫ Abb. 7.39)	Retinaculum patellae mediale

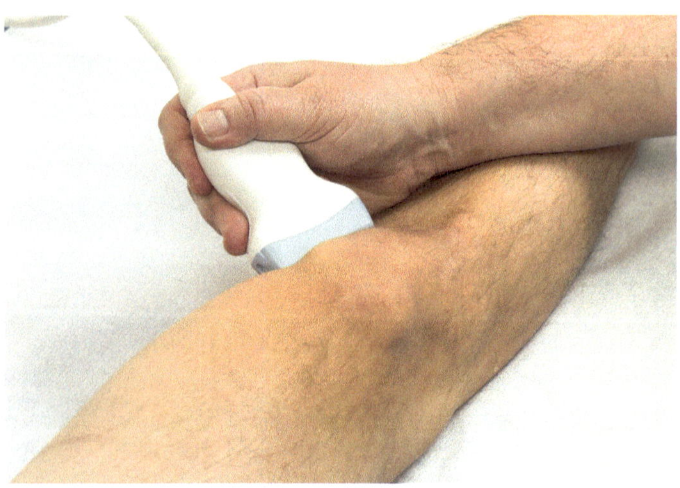

▫ **Abb. 7.37** Schallkopfposition. (© Konermann, Gruber, Sauerwein)

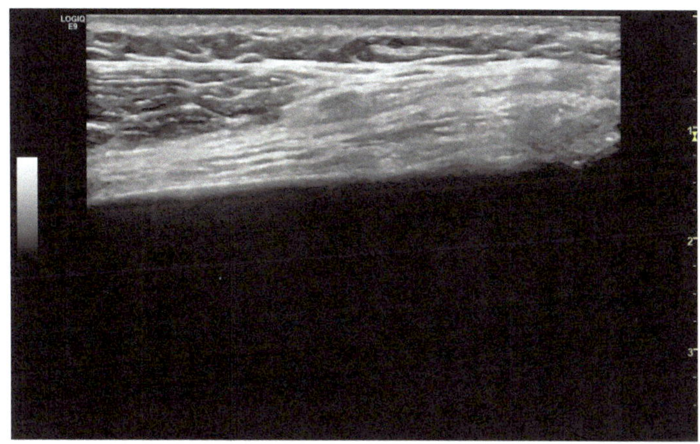

Abb. 7.38 Ultraschallbild. (© Gruber, Schamberger, Konermann)

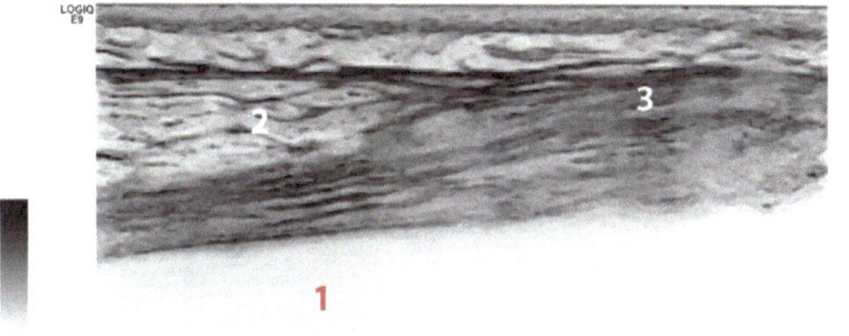

Abb. 7.39 Erklärendes Piktogramm. *1* Femurschaft, *2* M. vastus medialis, *3* Retinaculum patellae mediale. (© Gruber, Schamberger, Konermann)

7.6.2 Anteriorer medialer Transversalschnitt

Schallkopfposition: (◘ Abb. 7.40) — Anterior 90° zur Beinlängsachse medial des Patellarandes über dem Retinaculum patellae mediale

Zielstrukturen: (◘ Abb. 7.41, ◘ Abb. 7.42) — Retinaculum patellae mediale

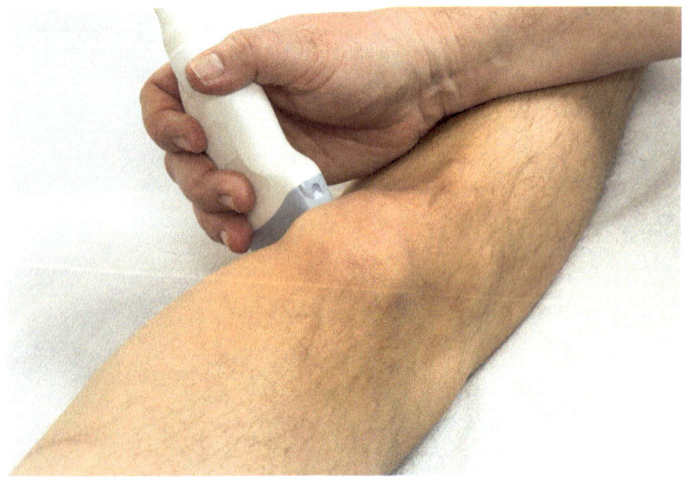

◘ **Abb. 7.40** Schallkopfposition. (© Konermann, Gruber, Sauerwein)

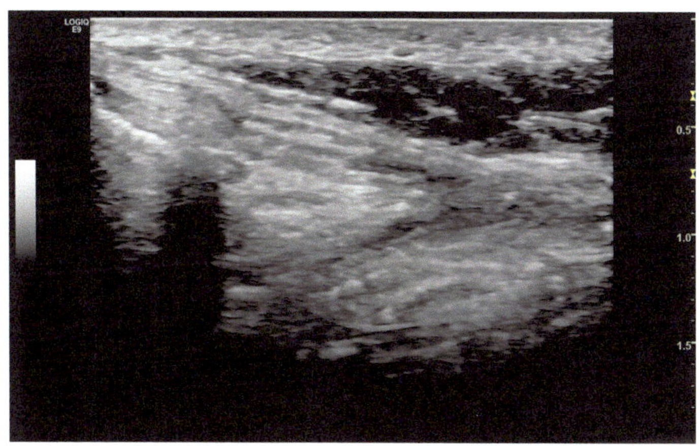

Abb. 7.41 Ultraschallbild. (© Gruber, Schamberger, Konermann)

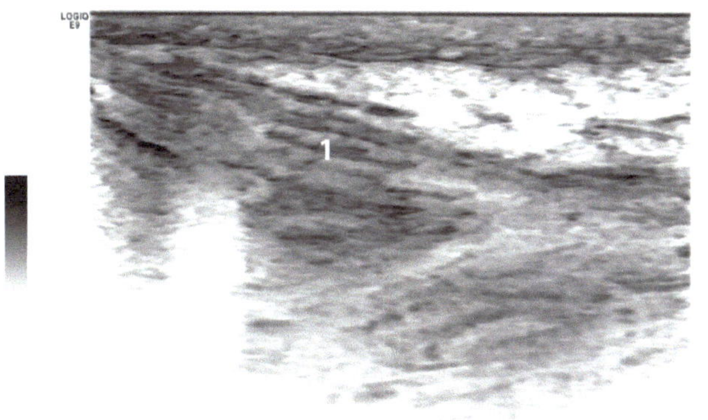

Abb. 7.42 Erklärendes Piktogramm. *1* Retinaculum patellae mediale. (© Gruber, Schamberger, Konermann)

7.6.3 Anteriorer lateraler Longitudinalschnitt

Schallkopfposition: (Abb. 7.43)	Anterior im Longitudinalschnitt lateral des Patellarandes – über dem Retinaculum patellae laterale
Zielstrukturen: (Abb. 7.44, Abb. 7.45)	Retinaculum patellae laterale

Die Ultraschallabbildung gleicht der des anterioren medialen Longitudinalschnittes.

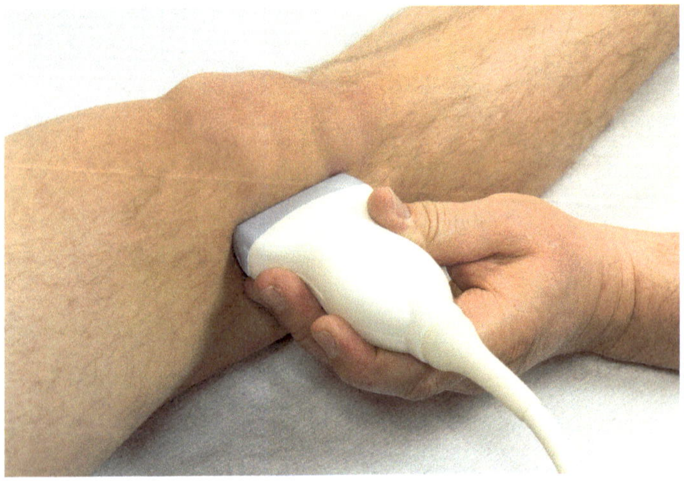

Abb. 7.43 Schallkopfposition. (© Konermann, Gruber, Sauerwein)

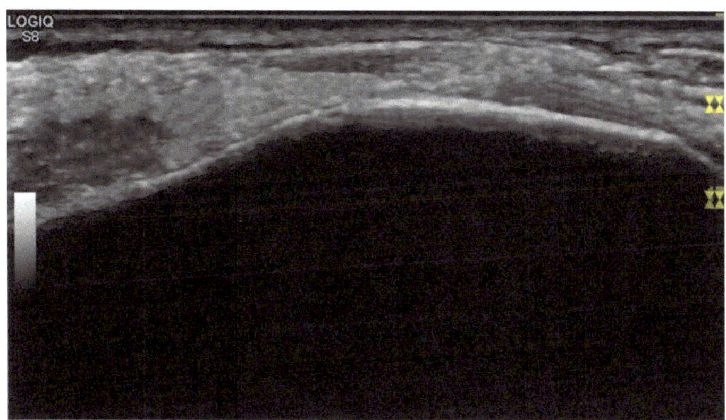

Abb. 7.44 Ultraschallbild. (© Gruber, Schamberger, Konermann)

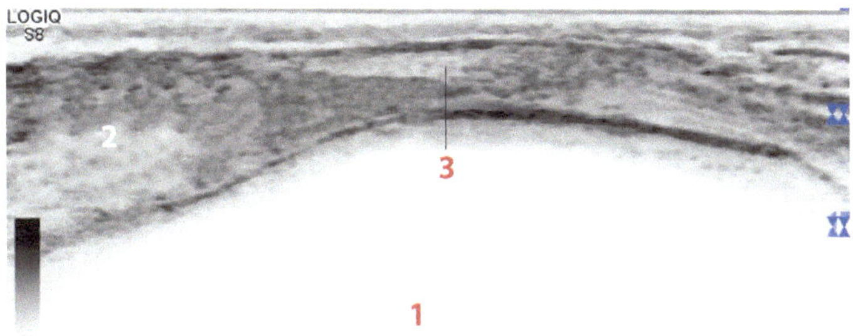

Abb. 7.45 Erklärendes Piktogramm. *1* Epicondylus femoris lateralis, *2* M. vastus lat., *3* Retinaculum patellae laterale. (© Gruber, Schamberger, Konermann)

7.6.4 Anteriorer lateraler Transversalschnitt

Schallkopfposition: (Abb. 7.46)	Anterior im Transversalschnitt lateral des Patellarandes über dem Retinaculum patellae laterale
Zielstrukturen: (Abb. 7.47, Abb. 7.48)	Retinaculum patellae laterale

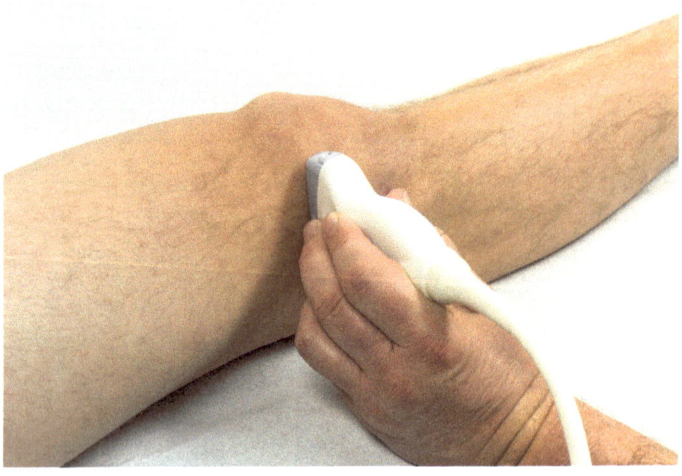

Abb. 7.46 Schallkopfposition. (© Gruber, Schamberger, Konermann)

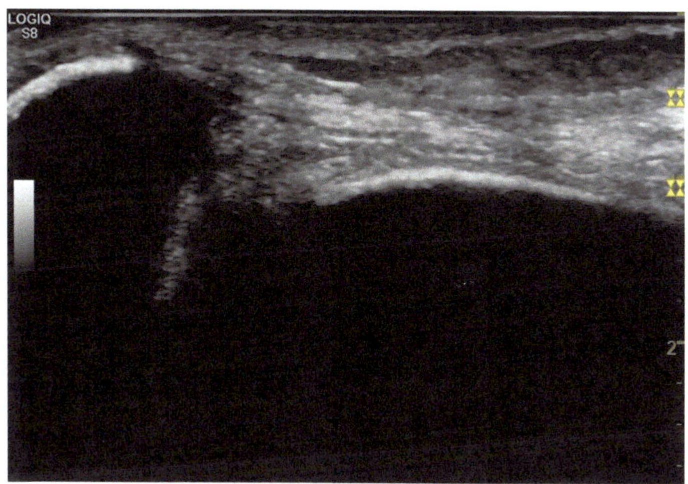

Abb. 7.47 Ultraschallbild. (© Gruber, Schamberger, Konermann)

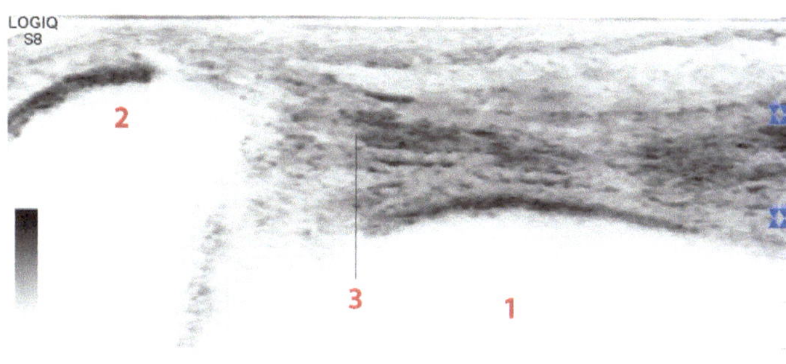

Abb. 7.48 Erklärendes Piktogramm. *1* Epicondylus femoris lateralis, *2* Patella, *3* Retinaculum patellae laterale. (© Gruber, Schamberger, Konermann)

Sprunggelenk

G. Gruber, C. Schamberger, W. Konermann

G. Gruber et al., *Sonografie in Orthopädie, Unfallchirurgie und Rheumatologie*
https://doi.org/10.1007/978-3-662-57659-5_8

8.1 Typische Indikationen und Befunde

Einteilung	Erkrankungen
Veränderungen des Knochens	Arthrose
	Frakturen
Veränderungen der Bursen und der Gelenkhöhle	Gelenkerguss
	Bursitis subachillea
	Bursitis superficialis
	Freie Gelenkkörper
Veränderungen der Sehnen und Bänder	Ganglion
	Achillessehne: – Achillodynie – Enthesiopathie der Achillessehne – Achillessehnenruptur – Verkalkungen
	Tenosynovialitis
	Ruptur der Sehne des M. tibialis anterior
	Luxation der Sehne des M. peronaeus longus
	Fibulare Bandruptur
	Ruptur der vorderen Syndesmose
Kombinierte Veränderungen und weitere Befunde	Arthritis OSG
	Abszess/Empyem Sprunggelenk
	Frakturen
	Tumoren
	Fremdkörper

8.2 Untersuchungsablauf

Untersuchungsregionen

Die standardisierte sonografische Untersuchung des Sprunggelenkes wird in anterioren, posterioren, tibialen und fibularen Schnittebenen, jeweils in Longitudinal- und in Transversalschnitten durchgeführt.

Set-up anteriore, tibiale und fibulare Standardschnittebenen

Patient/-in befindet sich in Rückenlage auf der Untersuchungsliege. Untersucher/-in sitzt auf der gleichen Seite.

Die Beine des Patienten sollten gestreckt und in Neutral-Null-Position gelagert werden. Für die Einstellung der vorderen Syndesmose und des fibularen Bandapparates empfiehlt sich eine Innenrotation des Beines bei gebeugtem Kniegelenk. Der Fuß wird auf der Liege aufgestellt.

Set-up posteriore Standardschnittebenen

Patient/-in befindet sich in Bauchlage auf der Untersuchungsliege. Untersucher/-in sitzt auf der gleichen Seite.

Die Beine des Patienten sollten gestreckt und in Neutral-Null-Position gelagert werden. Die Füße sollten über die Untersuchungsliege hinausragen (▫ Abb. 8.7).

AllgemeineTipps

Eventuell Verwendung einer Vorlaufstrecke. Aktive und passive dynamische Untersuchungen sind wichtig.

Dokumentationsempfehlung bei unauffälligem Befund

- Anteriorer Longitudinalschnitt
- Posteriorer Longitudinalschnitt

8.3 Anteriore Standardschnittebenen

8.3.1 Anteriorer Transversalschnitt

Schallkopfposition: (◘ Abb. 8.1)	Anterior ca. 90° zur Beinlängsachse über dem Sprunggelenk
Zielstrukturen: (◘ Abb. 8.2, ◘ Abb. 8.3)	Talusrolle Strecksehnen

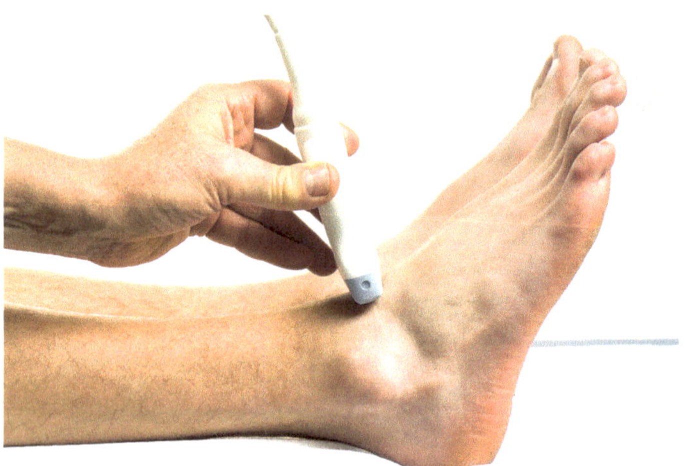

◘ **Abb. 8.1** Schallkopfposition. (© Konermann, Gruber, Sauerwein)

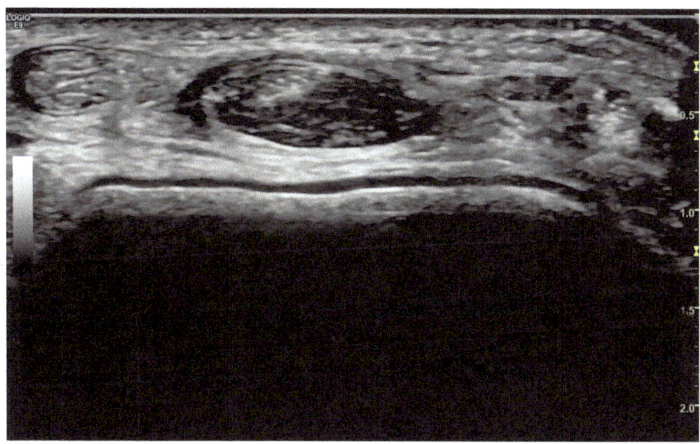

Abb. 8.2 Ultraschallbild. (© Gruber, Schamberger, Konermann)

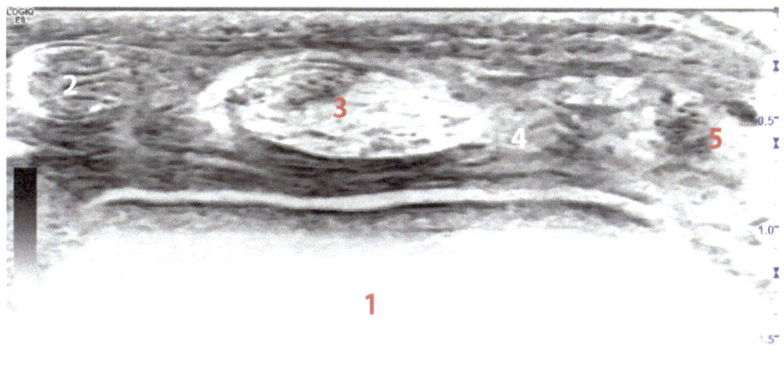

Abb. 8.3 Erklärendes Piktogramm. *1* Talus, *2* Sehne des M. tibialis anterior, *3* muskulotendinöser Übergang des M. extensor hallucis longus, *4 und 5* Sehnen des M. extensor digitorum longus. (© Gruber, Schamberger, Konermann)

8.3.2 Anteriorer Longitudinalschnitt

Schallkopfposition: (▪ Abb. 8.4)	Anterior im Verlauf der Beinlängsachse über dem Sprunggelenk. Zur Differenzierung der einzelnen Strecksehnen wird der Schallkopf planparallel nach medial und lateral geführt.
Zielstrukturen: (▪ Abb. 8.5, ▪ Abb. 8.6)	Tibiavorderkante Talusrolle und Talushals Talonavikulargelenk

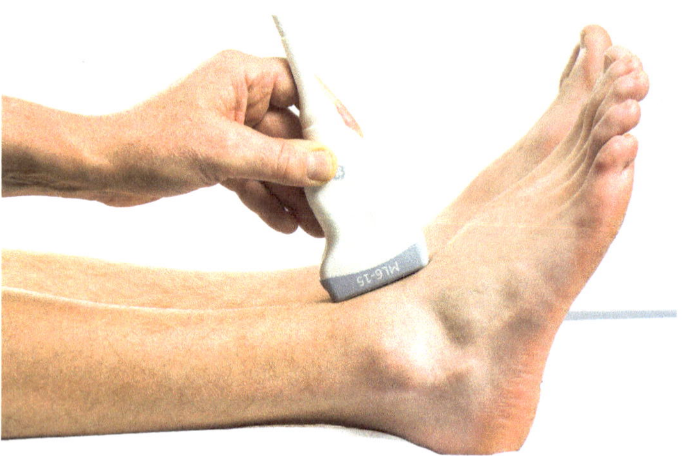

▪ **Abb. 8.4** Schallkopfposition. (© Konermann, Gruber, Sauerwein)

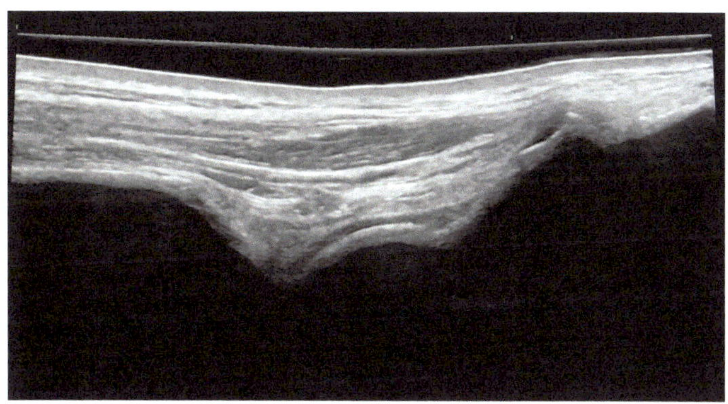

Abb. 8.5 Ultraschallbild. (© Gruber, Schamberger, Konermann)

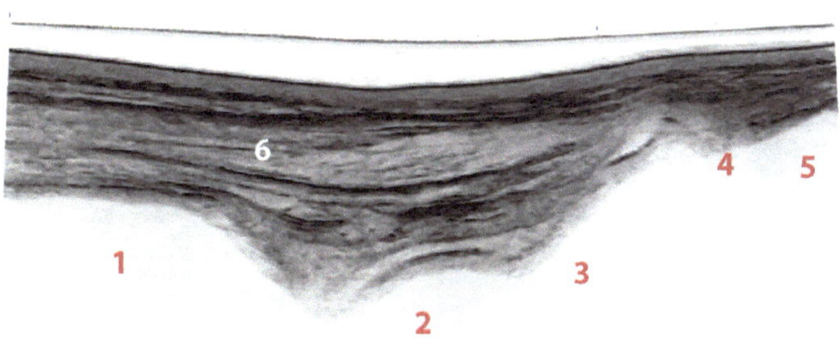

Abb. 8.6 Erklärendes Piktogramm. *1* Tibiavorderkante, *2* Talusrolle, *3* Talushals, *4* Talonaviculargelenk, *5* Os naviculare, *6* Sehne des M. extensor hallucis longus. (© Gruber, Schamberger, Konermann)

8.4 Posteriore Standardschnittebenen

8.4.1 Posteriorer Longitudinalschnitt

Schallkopfposition: (◘ Abb. 8.7)	Posterior im Verlauf der Achillessehne
Zielstrukturen: (◘ Abb. 8.8, ◘ Abb. 8.9)	Kalkaneus mit dem Ansatz der Achillessehne Dorsale Tibiakante Dorsaler Talus Achillessehne

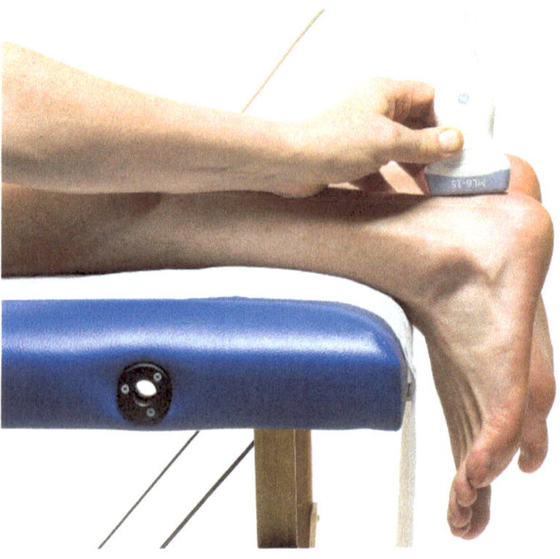

◘ **Abb. 8.7** Schallkopfposition. (© Konermann, Gruber, Sauerwein)

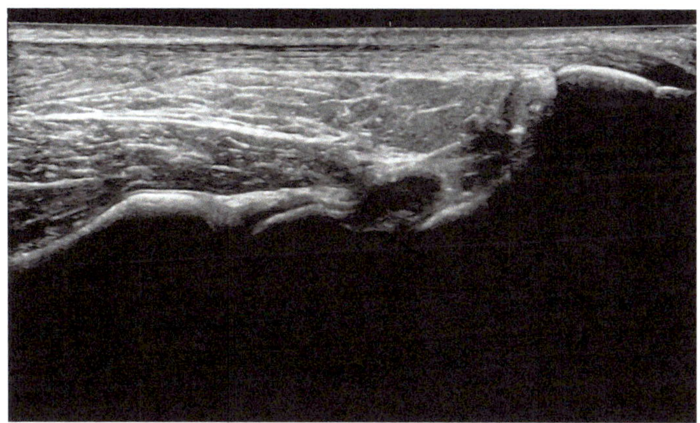

Abb. 8.8 Ultraschallbild. (© Gruber, Schamberger, Konermann)

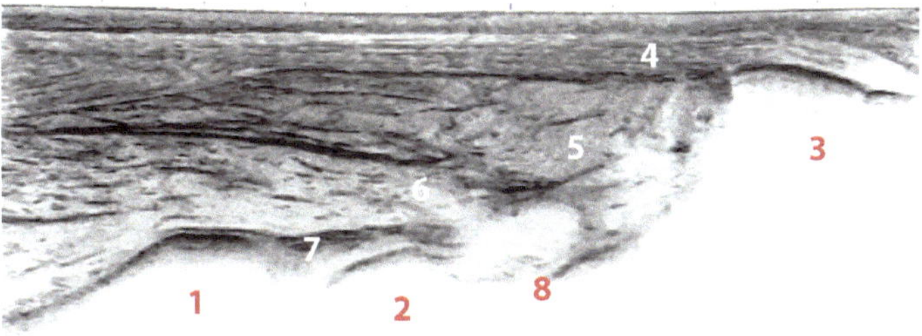

Abb. 8.9 Erklärendes Piktogramm. *1* Dorsale Tibiakante, *2* Talus, *3* Calcaneus, *4* Achillessehne, *5* Kager'sches Dreieck, *6* M. flexor hallucis longus, *7* Gelenkkapsel, *8* Art. subtalaris. (© Gruber, Schamberger, Konermann)

8.4.2 Posteriorer Transversalschnitt

Schallkopfposition: (▪ Abb. 8.10)	ca. 90° zum Verlauf der Achillessehne
Zielstrukturen: (▪ Abb. 8.11, ▪ Abb. 8.12)	Achillessehne

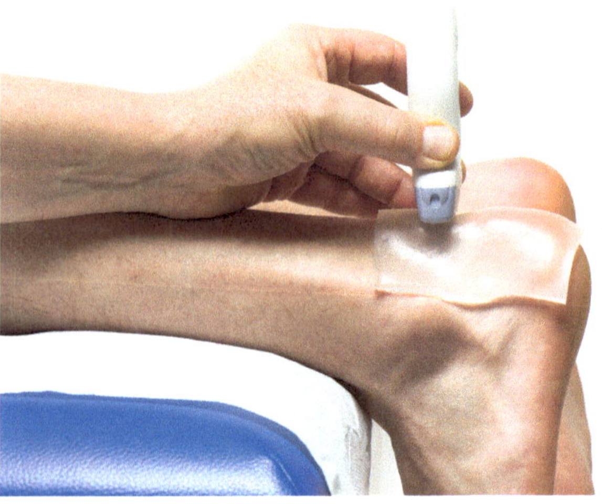

▪ **Abb. 8.10** Schallkopfposition. (© Konermann, Gruber, Sauerwein)

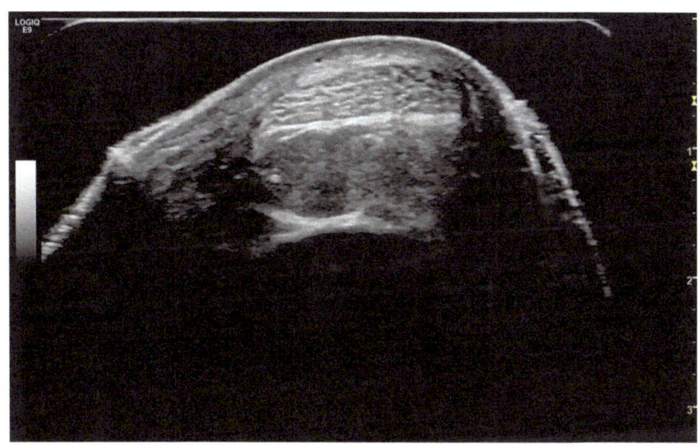

Abb. 8.11 Ultraschallbild. (© Gruber, Schamberger, Konermann)

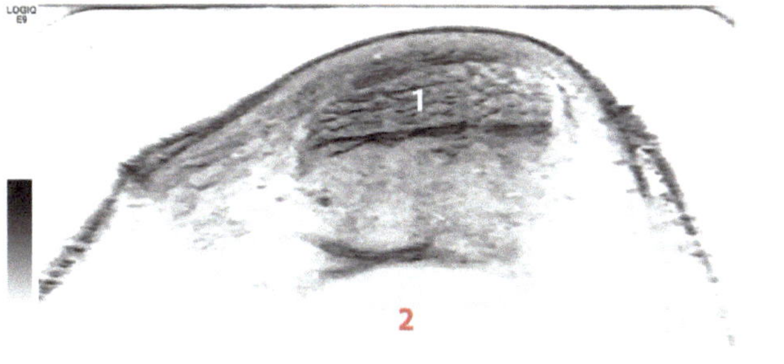

Abb. 8.12 Erklärendes Piktogramm. *1* Achillessehne, *2* Calcaneus. (© Gruber, Schamberger, Konermann)

8.5 Tibiale Standardschnittebenen

8.5.1 Tibialer Longitudinalschnitt

Schallkopfposition: (◘ Abb. 8.13)	In der Beinlängsachse über der distalen Tibia
Zielstrukturen: (◘ Abb. 8.14, ◘ Abb. 8.15)	Tibia Sehne des M. tibialis posterior und Sehne des M. flexor digitorum longus

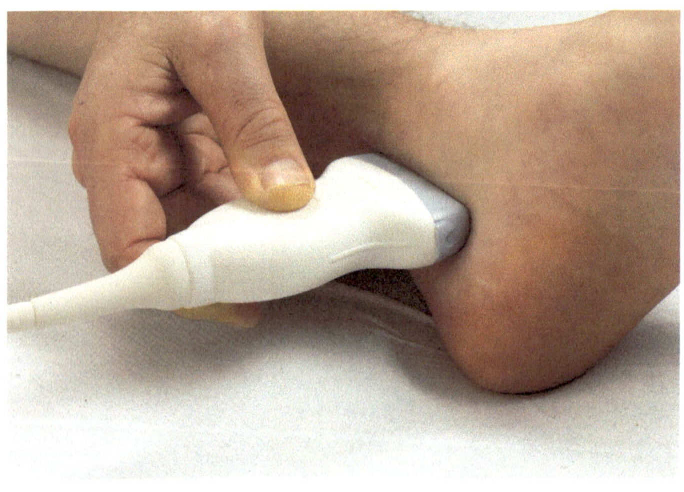

◘ **Abb. 8.13** Schallkopfposition. (© Konermann, Gruber, Sauerwein)

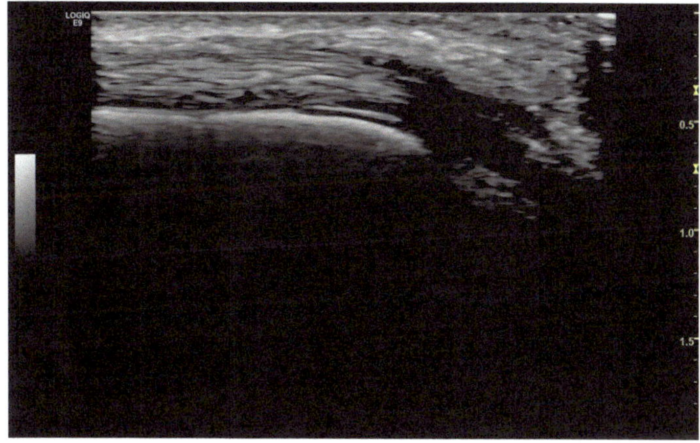

Abb. 8.14 Ultraschallbild. (© Gruber, Schamberger, Konermann)

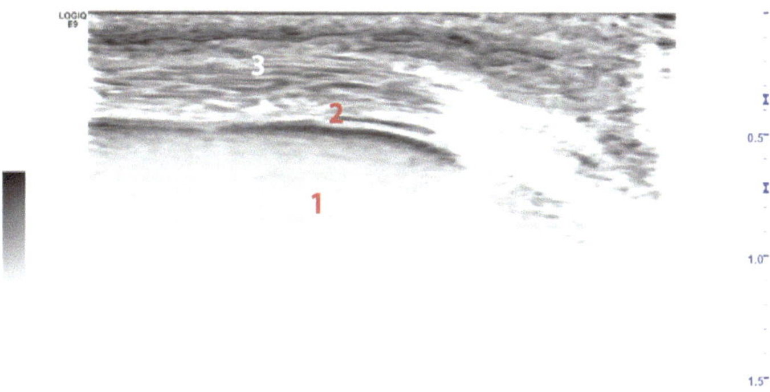

Abb. 8.15 Erklärendes Piktogramm. *1* Tibia/Innenknöchel, *2* Sehne des M. tibialis posterior, *3* Sehne des M. flexor digitorum longus. (© Gruber, Schamberger, Konermann)

8.5.2 Tibialer Transversalschnitt

Schallkopfposition: (◘ Abb. 8.16)	ca. 90° zur Beinlängsachse posterior des Innenknöchels
Zielstrukturen: (◘ Abb. 8.17, ◘ Abb. 8.18)	Sehne des M. tibialis posterior Sehne des M. flexor digitorum longus

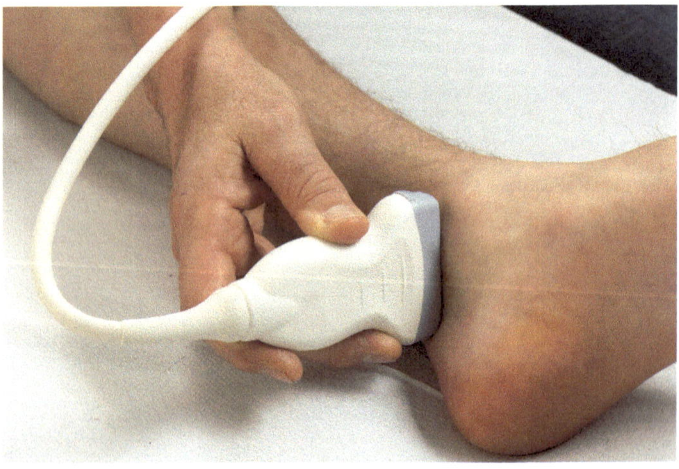

◘ **Abb. 8.16** Schallkopfposition. (© Konermann, Gruber, Sauerwein)

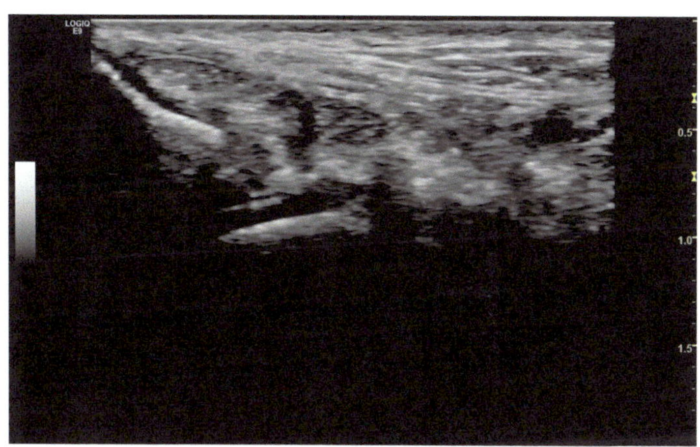

■ **Abb. 8.17** Ultraschallbild. (© Gruber, Schamberger, Konermann)

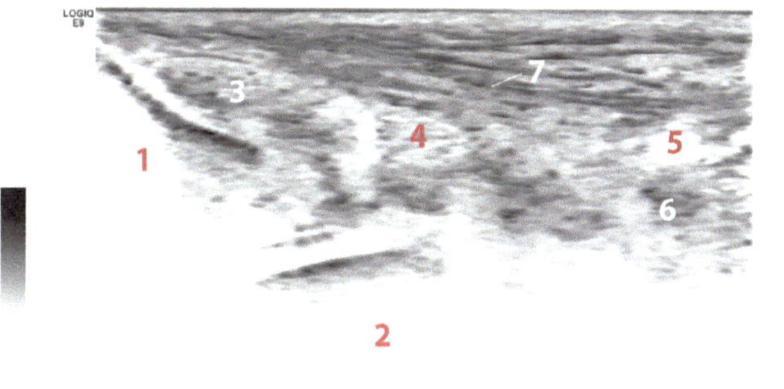

■ **Abb. 8.18** Erklärendes Piktogramm. *1* Tibia, *2* Talus, *3* Sehne des M. tibialis posterior, *4* Sehne des M. flexor digitorum longus, *5* A. tibialis posterior, *6* N. tibialis posterior, *7* Retinaculum flexorum. (© Gruber, Schamberger, Konermann)

8.6 Fibulare Standardschnittebenen

8.6.1 Fibularer Longitudinalschnitt

Schallkopfposition: (▫ Abb. 8.19)	Posterior der distalen Fibula im Verlauf der Beinlängsachse
Zielstrukturen: (▫ Abb. 8.20, ▫ Abb. 8.21)	Distale Fibula Sehnen der Mm. fibulares brevis et longus

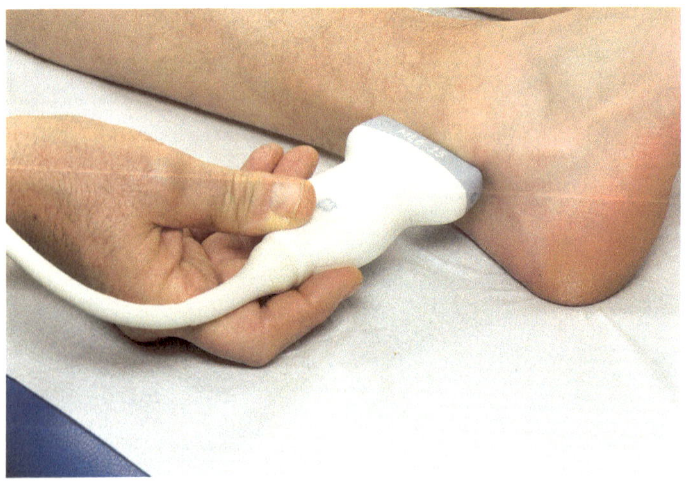

▫ **Abb. 8.19** Schallkopfposition. (© Konermann, Gruber, Sauerwein)

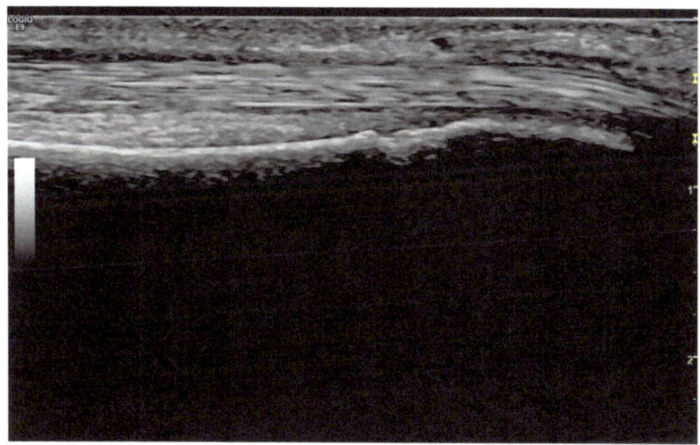

Abb. 8.20 Ultraschallbild. (© Gruber, Schamberger, Konermann)

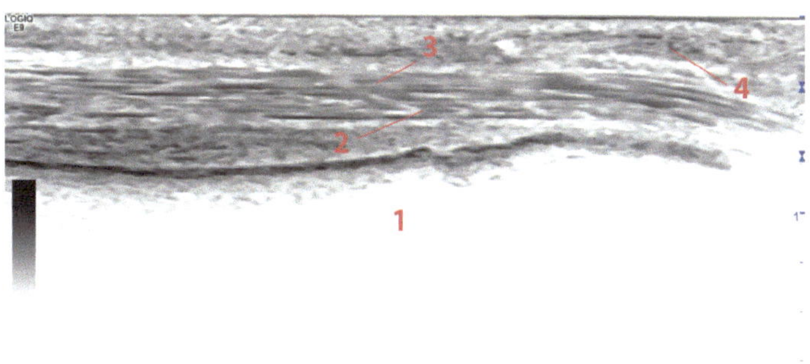

Abb. 8.21 Erklärendes Piktogramm. *1* Fibula, *2* Sehne des M. fibularis brevis, *3* Sehne des M. fibularis longus, *4* Retinaculum fibulare superior. (© Gruber, Schamberger, Konermann)

8.6.2 Fibularer Transversalschnitt

Schallkopfposition: (■ Abb. 8.22)	Posterior der distalen Fibula, ca. 90° zur Beinlängsachse
Zielstrukturen: (■ Abb. 8.23, ■ Abb. 8.24)	Distale Fibula Sehnen der Mm. peronei brevis et longus

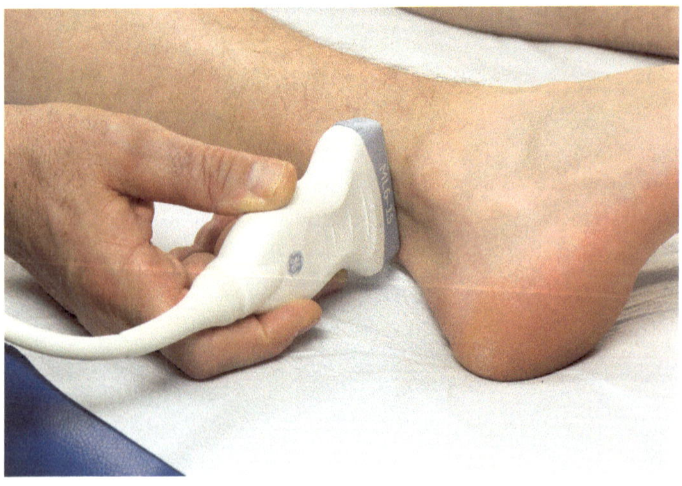

■ **Abb. 8.22** Schallkopfposition. (© Konermann, Gruber, Sauerwein)

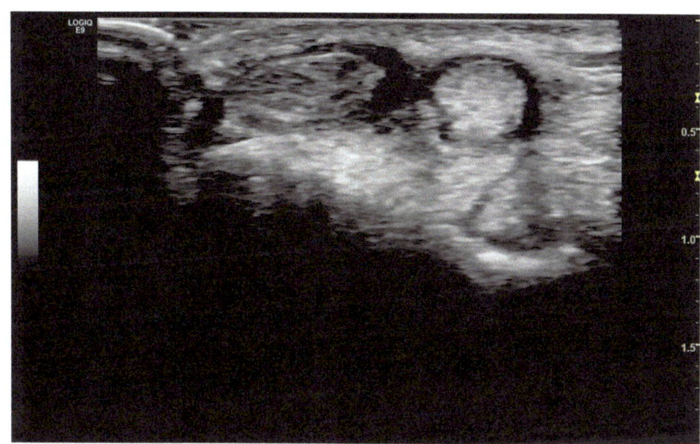

Abb. 8.23 Ultraschallbild. (© Gruber, Schamberger, Konermann)

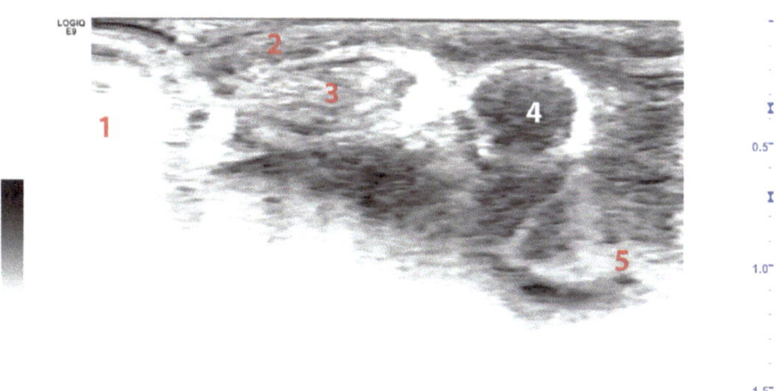

Abb. 8.24 Erklärendes Piktogramm. *1* Fibula, *2* Retinaculum musculorum fibulare superius, *3* M. fibularis brevis, *4* M. fibularis longus, *5* Tibia. (© Gruber, Schamberger, Konermann)

8.7 Optionale Zusatzschnitte

8.7.1 Anteriorer Transversalschnitt über dem Lig. fibulotalare anterius

Schallkopfposition: (◘ Abb. 8.25)	Von der Außenknöchelspitze im Verlauf des Lig. fibulotalare anterius zum Talus
Zielstrukturen: (◘ Abb. 8.26, ◘ Abb. 8.27)	Außenknöchelspitze Tuberculum innominatum tali

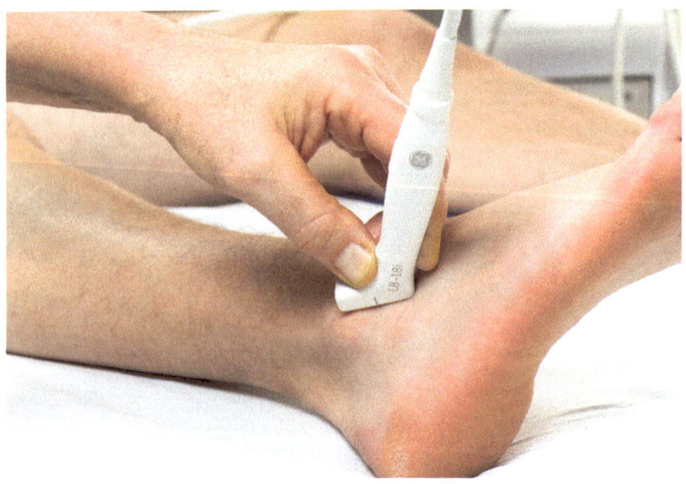

◘ **Abb. 8.25** Schallkopfposition. (© Konermann, Gruber, Sauerwein)

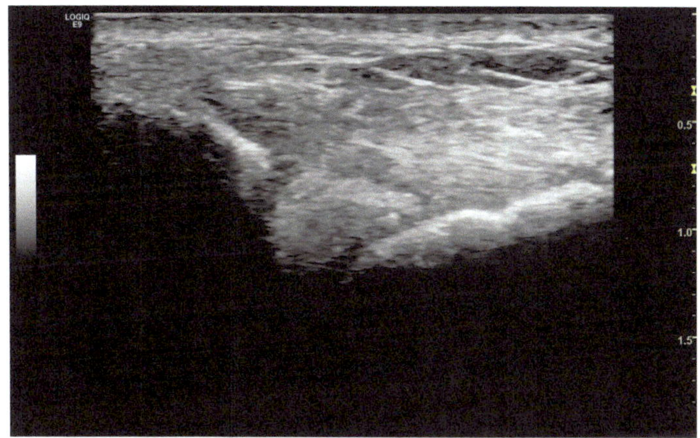

Abb. 8.26 Ultraschallbild. (© Gruber, Schamberger, Konermann)

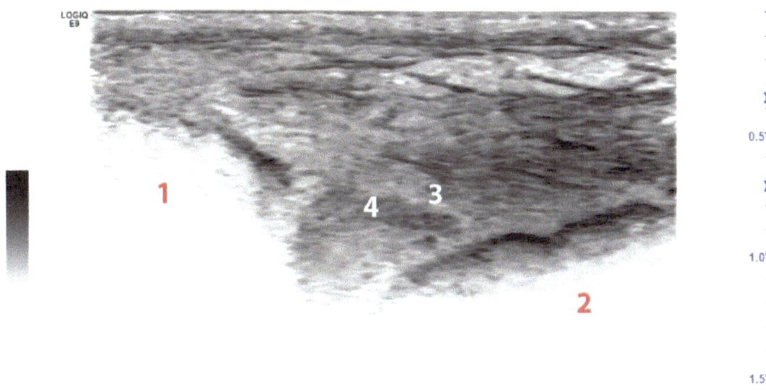

Abb. 8.27 Erklärendes Piktogramm. *1* Fibula, *2* Talus, *3* Lig. fibulotalare anterius, *4* Gelenkkapsel. (© Gruber, Schamberger, Konermann)

8.7.2 Longitudinalschnitt über dem Lig. fibulocalcaneare

Schallkopfposition: (◻ Abb. 8.28)	Von der Außenknöchelspitze im Verlauf des Lig. fibulocalcaneare zum Tub. peroneale calcanei
Zielstrukturen: (◻ Abb. 8.29, ◻ Abb. 8.30)	Außenknöchelspitze Tuberculum peroneale calcanei

Tipp

- Schallkopf in der Verlängerung der distalen Fibula aufsetzen, Außenknöchelspitze am Monitorrand einstellen und das distale Schallkopfende nach dorsal in Richtung des Tub. peroneale calcanei drehen.

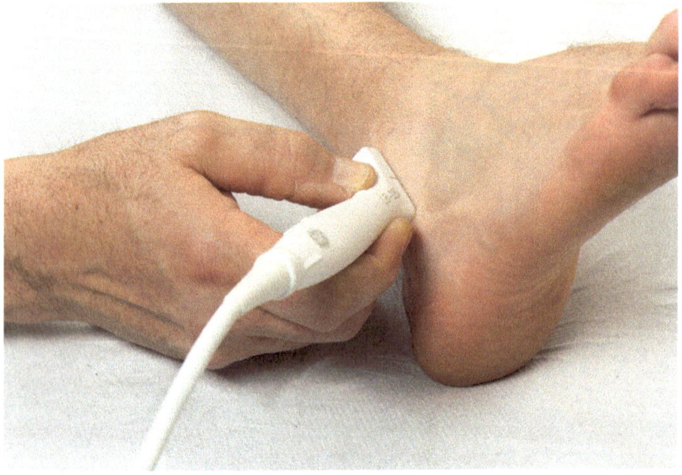

◻ **Abb. 8.28** Schallkopfposition. (© Konermann, Gruber, Sauerwein) (dynamisch im Text erklären und halbrunden Pfeil reinmalen)

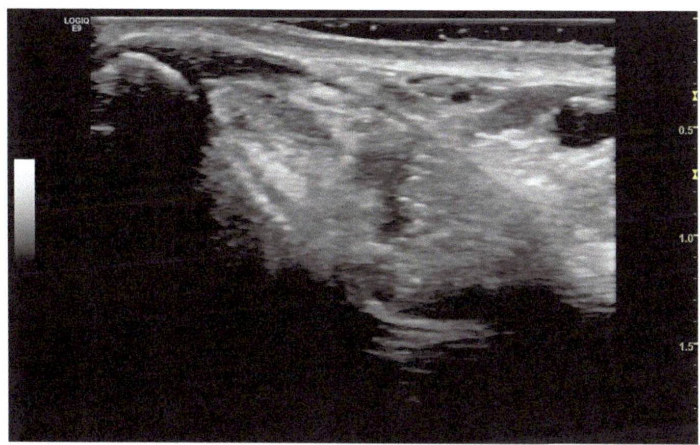

Abb. 8.29 Ultraschallbild. (© Gruber, Schamberger, Konermann)

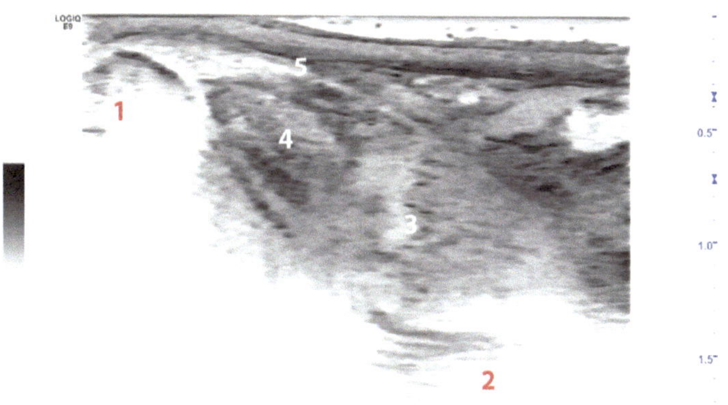

Abb. 8.30 Erklärendes Piktogramm. *1* Fibula, *2* Calcaneus, *3* Sehne des M. fibularis longus, *4* Sehne des M. fibularis brevis, *5* Lig. fibulocalcaneare. (© Gruber, Schamberger, Konermann)

8.7.3 Longitudinalschnitte über dem Lig. deltoideum

Schallkopfposition: (◘ Abb. 8.31)	Medial im Verlauf über den fächerförmigen Abschnitten des Lig. deltoideum
Zielstrukturen: (◘ Abb. 8.32, ◘ Abb. 8.33)	Tibia Talus Sustentaculum tali

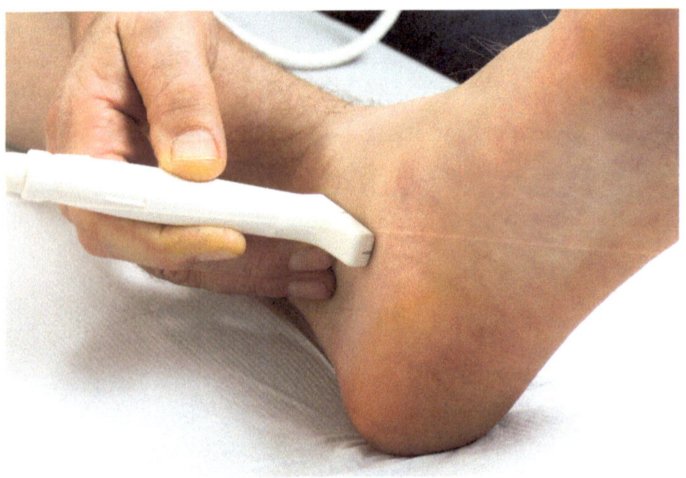

◘ **Abb. 8.31** Schallkopfposition. (© Konermann, Gruber, Sauerwein)

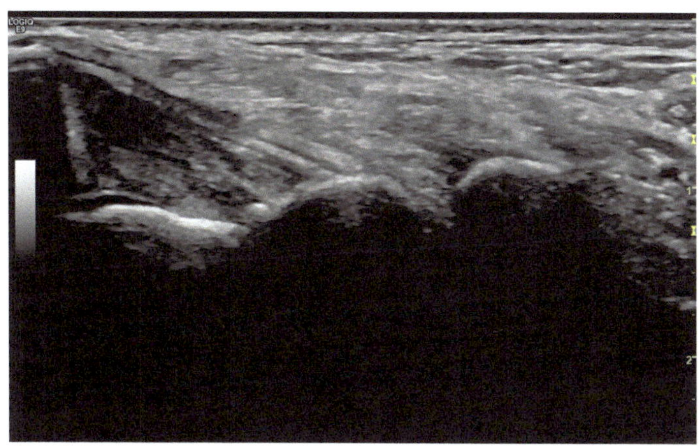

Abb. 8.32 Ultraschallbild. (© Gruber, Schamberger, Konermann)

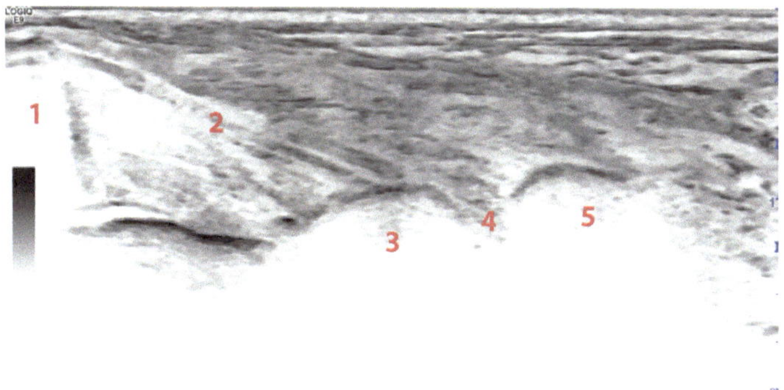

Abb. 8.33 Erklärendes Piktogramm. *1* Innenknöchel, *2* Lig. deltoideum, *3* Talus, *4* Art. subtalaris, *5* Calcaneus. (© Gruber, Schamberger, Konermann)

8.7.4 Anteriorer Schnitt über der ventralen Syndesmose

Schallkopfposition: (◻ Abb. 8.34)	Der distale Schallkopfanteil wird auf die Außenknöchelspitze aufgesetzt. Der proximale Schallkopfanteil wird in einem Winkel von ca. 60° zur Beinlängsachse ausgerichtet.
Zielstrukturen: (◻ Abb. 8.35, ◻ Abb. 8.36)	Fibula Tibia

Tipp

- Es empfiehlt sich bei der Schallkopfausrichtung, den distalen Schallkopfanteil mit dem Daumen zu fixieren und den proximalen Schallkopfanteil fächerförmig über das Tibiofibulargelenk zu führen, bis sich die vordere Syndesmose abbildet.

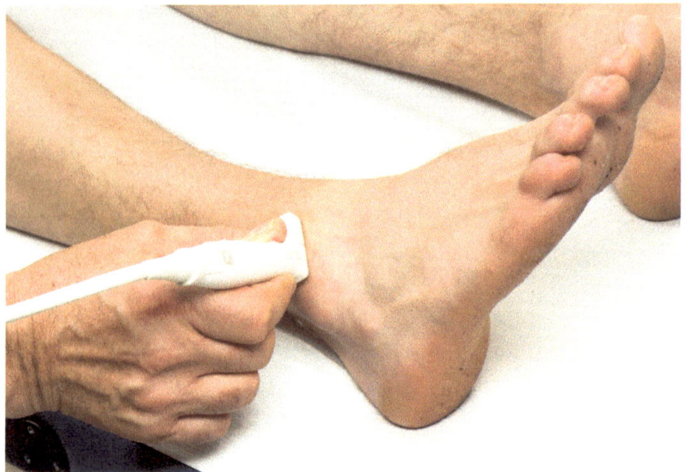

◻ **Abb. 8.34** Schallkopfposition. (© Konermann, Gruber, Sauerwein)

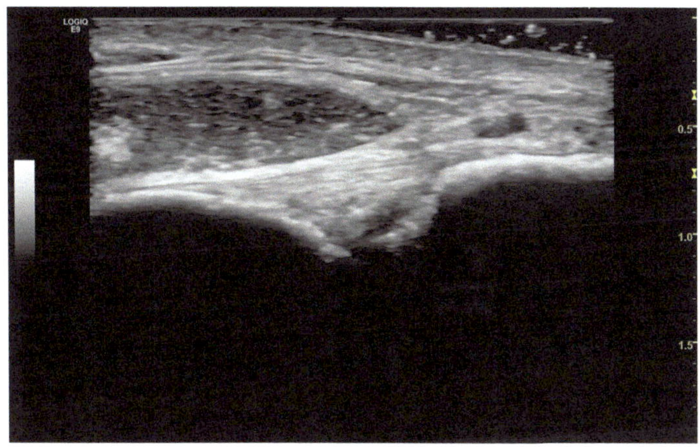

Abb. 8.35 Ultraschallbild. (© Gruber, Schamberger, Konermann)

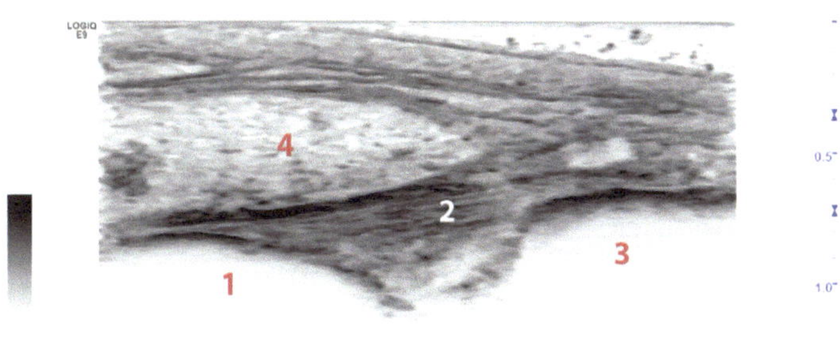

Abb. 8.36 Erklärendes Piktogramm. *1* Tibia, *2* vordere Syndesmose, *3* Fibula, *4* M. extensor digitorum longus. (© Gruber, Schamberger, Konermann)

Fuß

G. Gruber, C. Schamberger, W. Konermann

G. Gruber et al., *Sonografie in Orthopädie, Unfallchirurgie und Rheumatologie*
https://doi.org/10.1007/978-3-662-57659-5_9

9.1 Typische Indikationen und Befunde

Einteilung	Erkrankungen
Veränderungen des Knochens	Arthrose/Usuren
	Frakturen
	Fersensporn (dorsal und plantar)
Veränderungen der Bursen und der Gelenke	Gelenkerguss
	Hypervaskularisierung der Gelenkkapsel
Veränderungen der Sehnen und Bänder	Plantarfasziitis
	Sehnenveränderungen
Kombinierte Veränderungen und weitere Befunde	Tumoren
	Fremdkörper

9.2 Untersuchungsablauf

Untersuchungsregionen

Die standardisierte sonografische Untersuchung des Fußes wird in dorsalen, lateralen und plantaren Longitudinalschnittebenen durchgeführt.

Set-up

Patient/-in befindet sich in Rückenlage auf der Untersuchungsliege. Untersucher/-in sitzt auf der gleichen Seite.

Die Beine des Patienten sollten gestreckt und in Neutral-Null-Position gelagert werden. Der Fuß kann für die dorsalen Schnitte auf der Untersuchungsliege aufgestellt werden. Die plantaren Schnittebenen können alternativ in Bauchlage des Patienten eingestellt werden. Für die Darstellung der Regionen mit geringer Weichteildeckung empfiehlt sich die Verwendung einer Vorlaufstrecke.

Dokumentationsempfehlung bei unauffälligem Befund

- Longitudinalschnitt im Bereich der betroffenen Region
- Transversalschnitt im Bereich der betroffenen Region

9.3 Dorsale Standardschnittebene

9.3.1 Dorsale longitudinale Schnittebene über den Metatarsophalangealgelenken

Schallkopfposition: (Abb. 9.1)	Entlang der Schaftachse über dem Metatarsophalangealgelenk
Zielstrukturen: (Abb. 9.2, Abb. 9.3)	Köpfchen des Os metatarsale Metatarsophalangealgelenk Basis der proximalen Phalanx

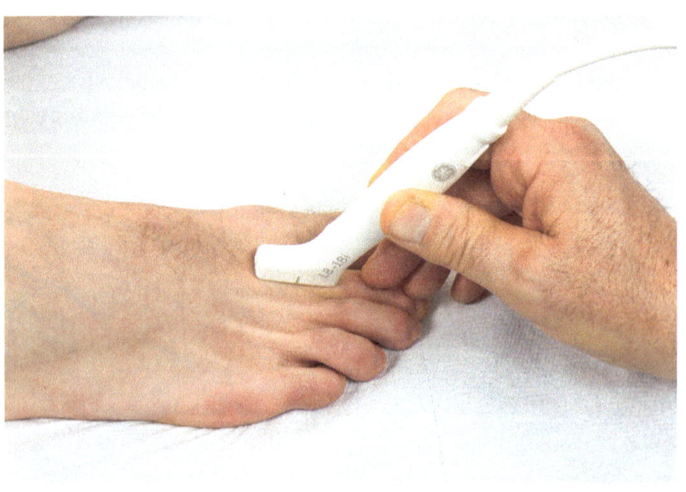

Abb. 9.1 Schallkopfposition. (© Konermann, Gruber, Sauerwein)

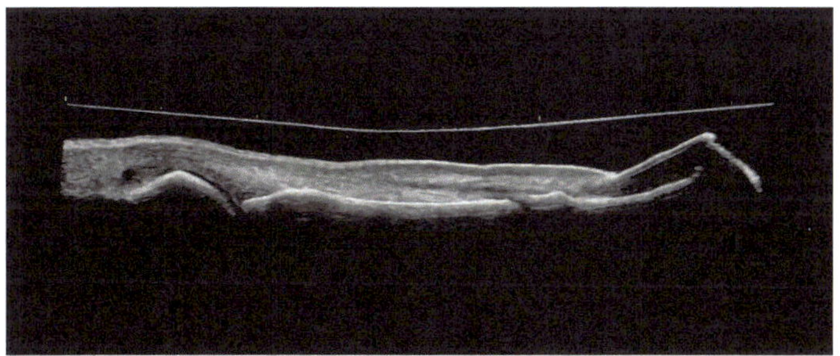

Abb. 9.2 Ultraschallbild. (© Gruber, Schamberger, Konermann)

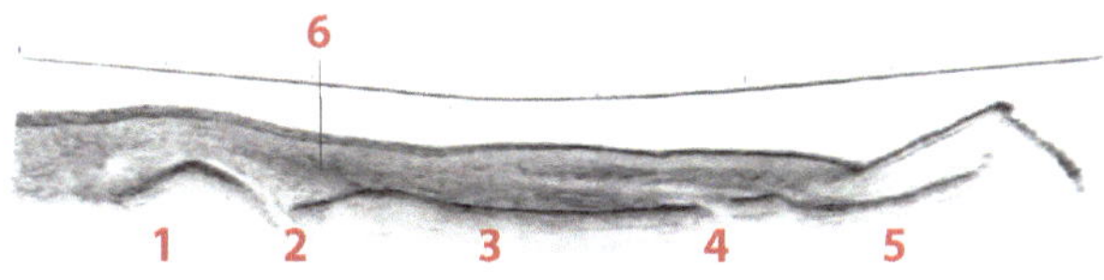

Abb. 9.3 Erklärendes Piktogramm. *1* Os metatarsale, *2* Metatarsophalangealgelenk I, *3* Grundglied, *4* Interphalangealgelenk, *5* Endglied, *6* Sehne des M. extensor digitorum longus. (© Gruber, Schamberger, Konermann)

9.4 Laterale Standardschnittebene

9.4.1 Lateraler Longitudinalschnitt

Schallkopfposition: (◘ Abb. 9.4)	Seitlich über dem Kalkaneokuboidalgelenk
Zielstrukturen: (◘ Abb. 9.5, ◘ Abb. 9.6)	Kalkaneus Kalkaneokuboidalgelenk Os cuboideum

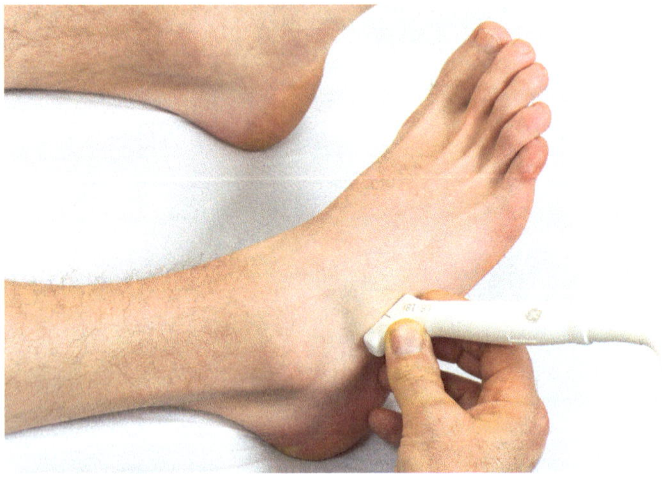

◘ **Abb. 9.4** Schallkopfposition. (© Konermann, Gruber, Sauerwein)

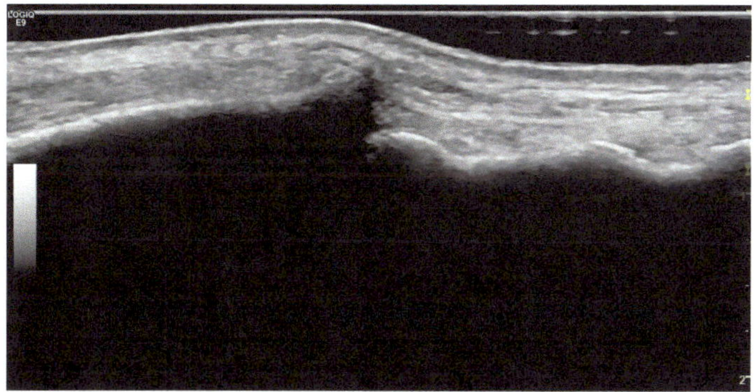

Abb. 9.5 Ultraschallbild. (© Gruber, Schamberger, Konermann)

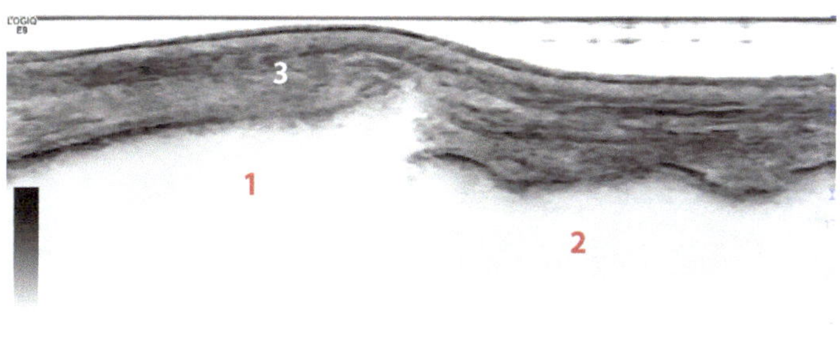

Abb. 9.6 Erklärendes Piktogramm. *1* Kalkaneus, *2* Os cuboideum, *3* Sehne des M. fibularis brevis. (© Gruber, Schamberger, Konermann)

9.5 Plantare Standardschnittebene

9.5.1 Plantarer Longitudinalschnitt

Schallkopfposition: (◘ Abb. 9.7)	Im Verlauf der Plantarfaszie
Zielstrukturen: (◘ Abb. 9.8, ◘ Abb. 9.9)	Kalkaneus plantar Plantarfaszie am kalkanearen Ansatz

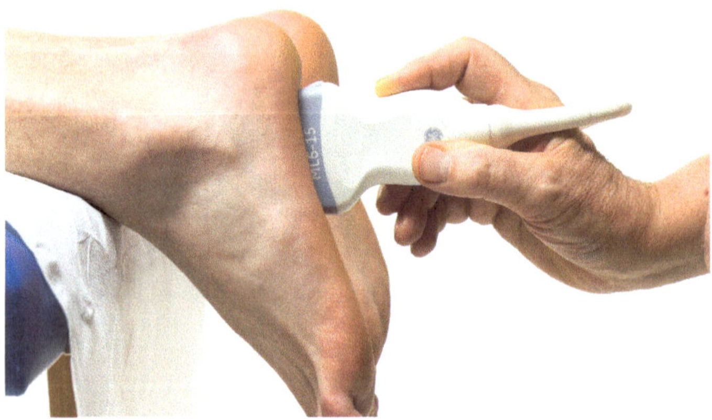

◘ **Abb. 9.7** Schallkopfposition. (© Konermann, Gruber, Sauerwein)

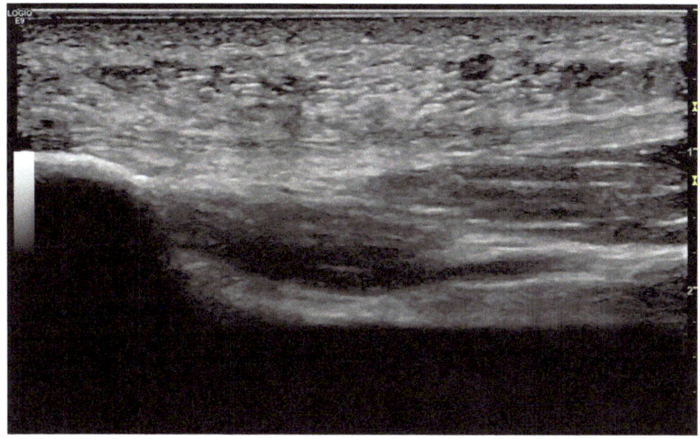

Abb. 9.8 Ultraschallbild. (© Gruber, Schamberger, Konermann)

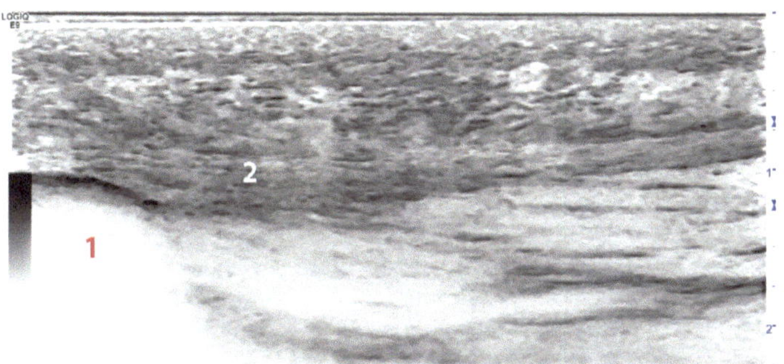

Abb. 9.9 Erklärendes Piktogramm. *1* Kalkaneus, *2* Plantarfaszie. (© Gruber, Schamberger, Konermann)

9.6 Optionale Zusatzschnitte

9.6.1 Dorsaler Longitudinalschnitt der Fußwurzel

Schallkopfposition: (◘ Abb. 9.10)	Im Verlauf der Beinlängsachse über dem Fußrücken
Zielstrukturen: (◘ Abb. 9.11, ◘ Abb. 9.12)	Knöcherne Strukturen der Fußwurzelgelenke

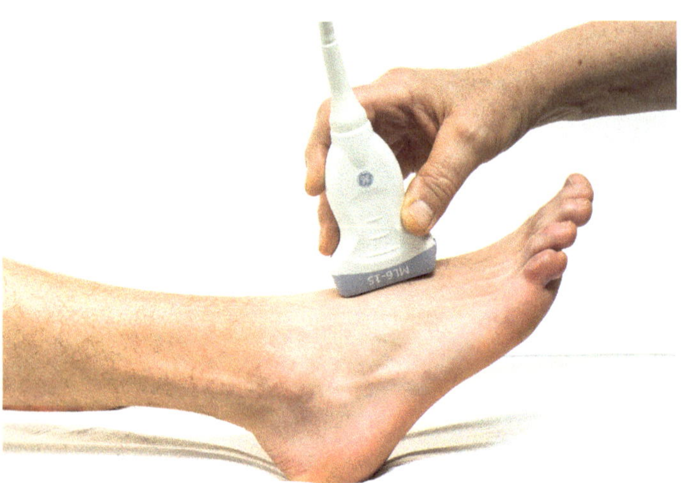

◘ **Abb. 9.10** Schallkopfposition. (© Konermann, Gruber, Sauerwein)

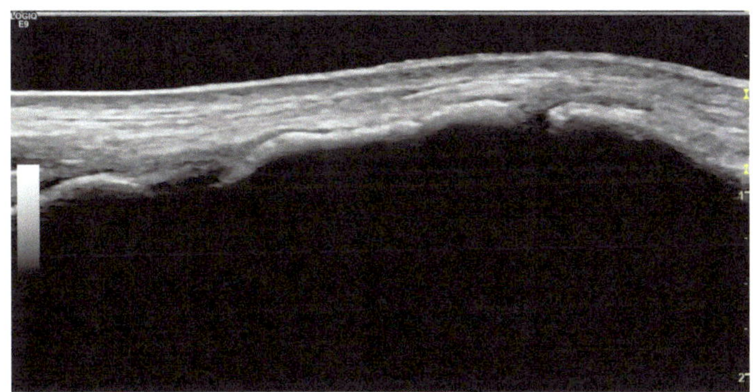

Abb. 9.11 Ultraschallbild. (© Gruber, Schamberger, Konermann)

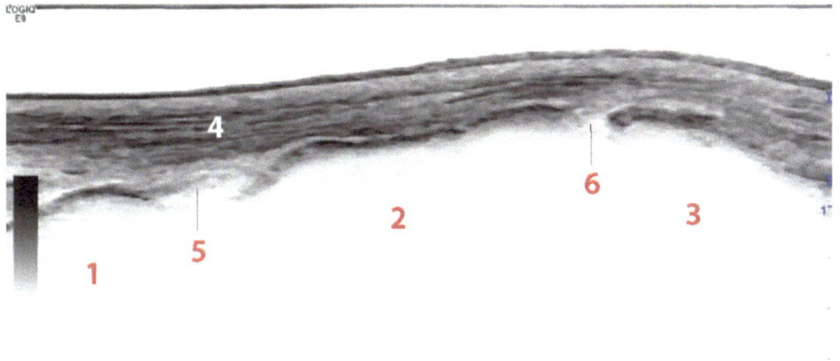

Abb. 9.12 Erklärendes Piktogramm. *1* Talus, *2* Os naviculare, *3* Os cuniforme mediale, *4* Sehne des M. extensor hallucis longus, *5* Gelenkkapsel Talonavikulargelenk, *6* Gelenkkapsel Cuneonavikulargelenk. (© Gruber, Schamberger, Konermann)

9.6.2 Dorsaler Transversalschnitt der Fußwurzel

Schallkopfposition: (◘ Abb. 9.13)	90° zur Beinlängsachse über dem Fußrücken, wobei der Schallkopf von proximal nach distal geführt wird
Zielstrukturen: (◘ Abb. 9.14, ◘ Abb. 9.15)	Knöcherne Stukturen der Fußwurzelgelenke

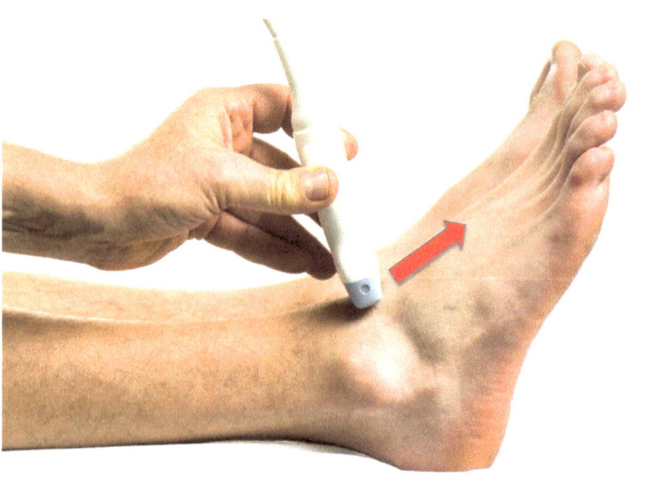

◘ **Abb. 9.13** Schallkopfposition. (© Konermann, Gruber, Sauerwein)

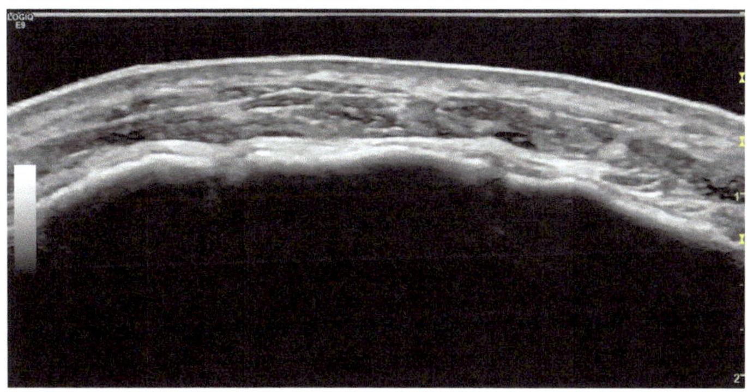

Abb. 9.14 Ultraschallbild. (© Gruber, Schamberger, Konermann)

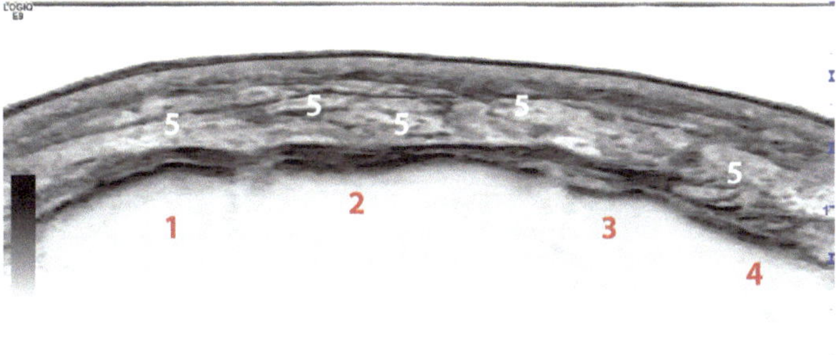

Abb. 9.15 Erklärendes Piktogramm. *1* Os cuniforme mediale, *2* Os cuniforme intermedium, *3* Os cuniforme laterale, *4* Os cuboideum, *5* Strecksehnen. (© Gruber, Schamberger, Konermann)

9.6.3 Dorsaler transversaler Schnitt des Metatarsophalangealgelenkes

Schallkopfposition: (◘ Abb. 9.16)	ca. 90° zur Schaftachse der Ossa metatarsalia
Zielstrukturen: (◘ Abb. 9.17, ◘ Abb. 9.18)	Metatarsophalangealgelenke

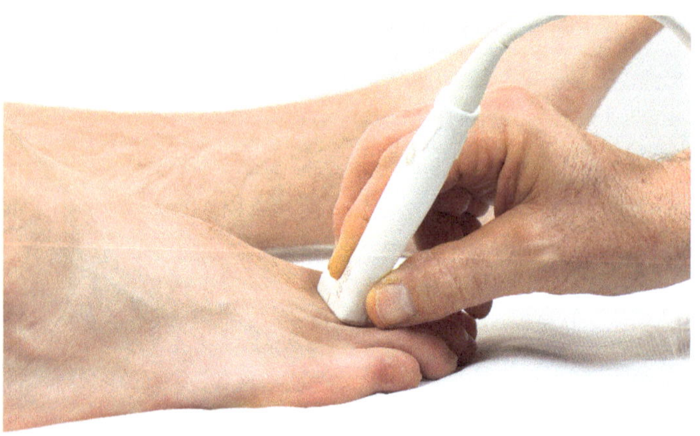

◘ **Abb. 9.16** Schallkopfposition. (© Konermann, Gruber, Sauerwein)

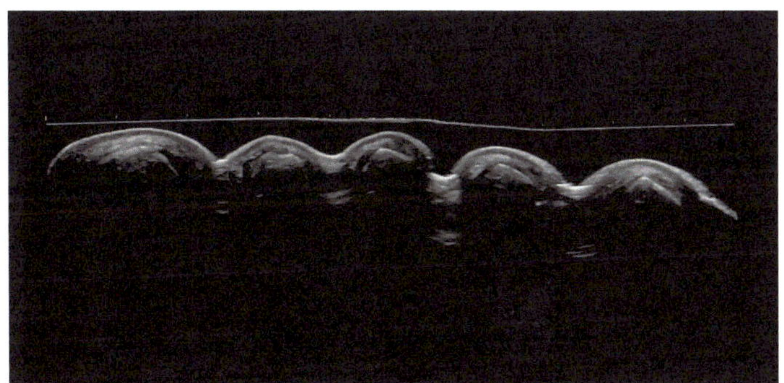

Abb. 9.17 Ultraschallbild. (© Gruber, Schamberger, Konermann)

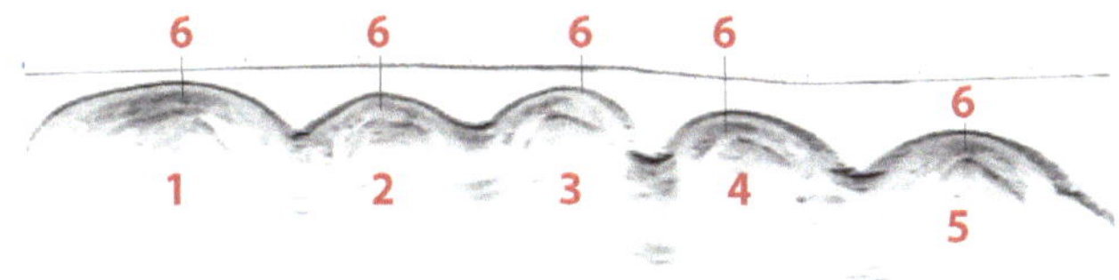

Abb. 9.18 Erklärendes Piktogramm. *1–5* Metatarsophalangealgelenke I–V, *6* Strecksehnen. (© Gruber, Schamberger, Konermann)

9.6.4 Medialer Längsschnitt des Metatarsolphalangealgelenkes I

Schallkopfposition: (◻ Abb. 9.19)	Medial im Verlauf der Schafachse des Os metatarsale I
Zielstrukturen: (◻ Abb. 9.20, ◻ Abb. 9.21)	Köpfchen des Os metatarsale I Metatarsophalangealgelenk I Basis der proximalen Phalanx I

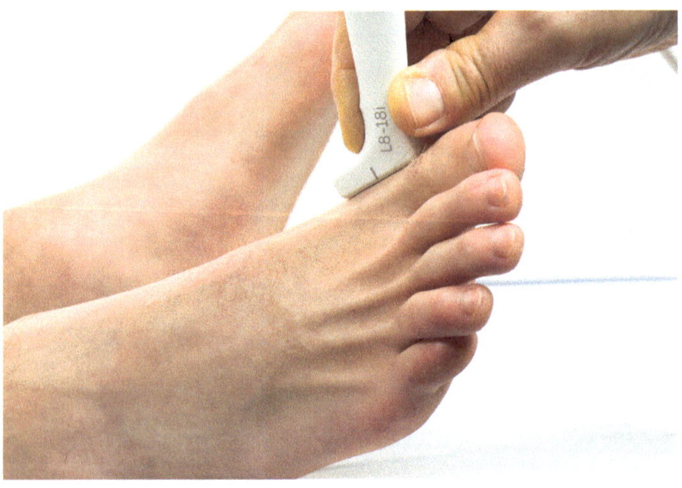

◻ **Abb. 9.19** Schallkopfposition. (© Konermann, Gruber, Sauerwein)

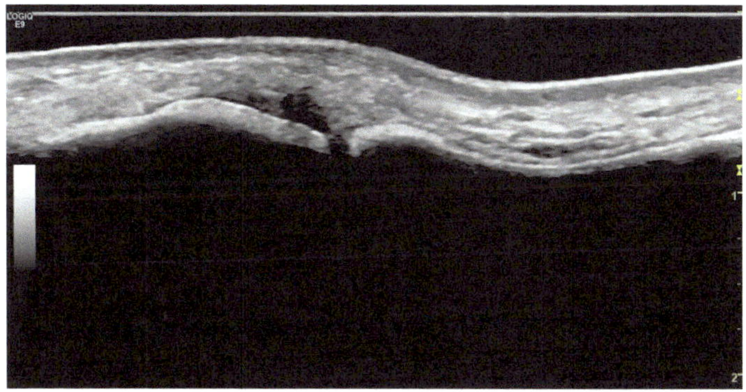

Abb. 9.20 Ultraschallbild. (© Gruber, Schamberger, Konermann)

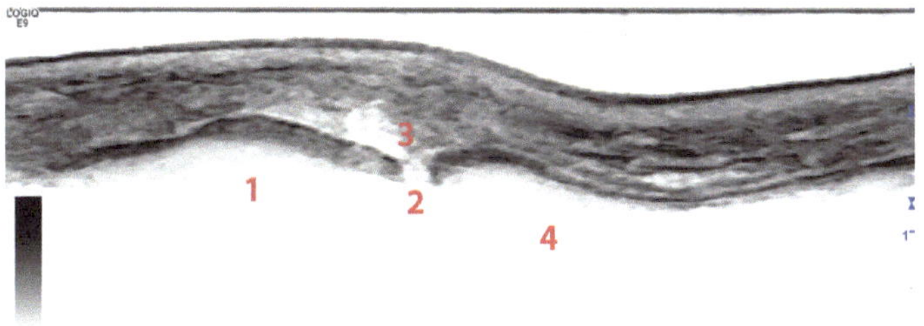

Abb. 9.21 Erklärendes Piktogramm. *1* Os metatarsale, *2* Metatarsophalangealgelenk I, *3* Gelenkkapsel, *4* Grundglied. (© Gruber, Schamberger, Konermann)

9.6.5 Lateraler Längsschnitt des Metatarsophalangealgelenkes V

Schallkopfposition: (◘ Abb. 9.22)	Lateral im Verlauf der Schafachse des Os metatarsale V
Zielstrukturen: (◘ Abb. 9.23, ◘ Abb. 9.24)	Köpfchen des Os metatarsale V Metatarsophalangealgelenk V Grundgliedbasis D5

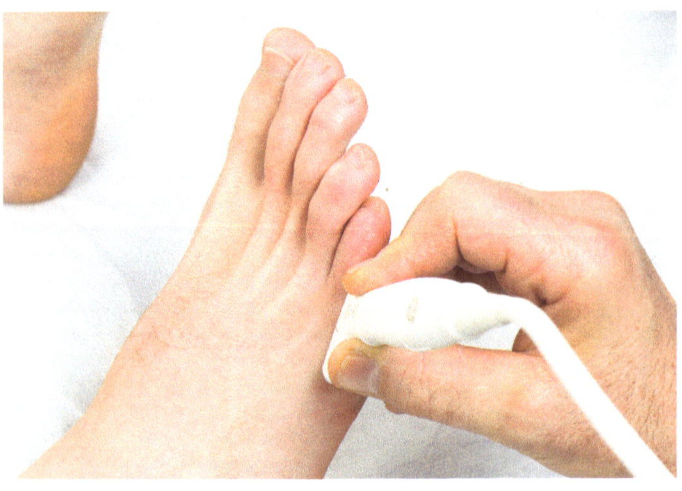

◘ **Abb. 9.22** Schallkopfposition. (© Konermann, Gruber, Sauerwein)

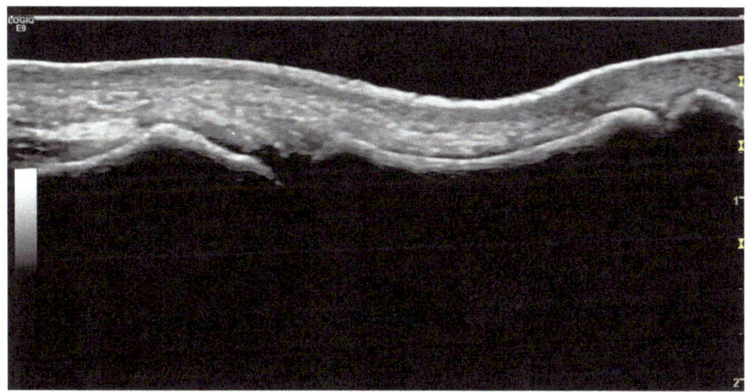

Abb. 9.23 Ultraschallbild. (© Gruber, Schamberger, Konermann)

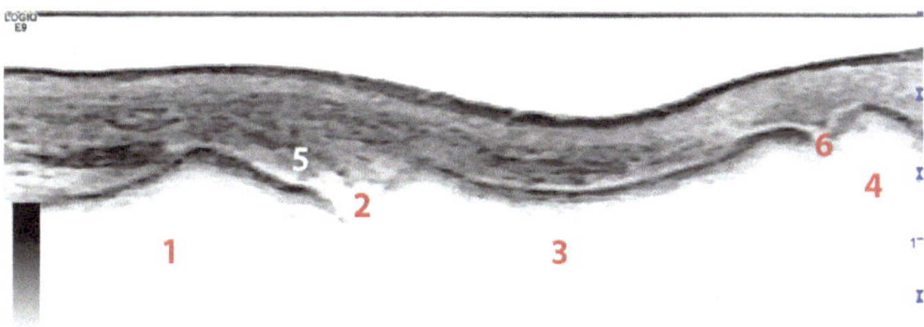

Abb. 9.24 Erklärendes Piktogramm. *1* Os metatarsale V, *2* Metatarsophalangealgelenk V, *3* Grundglied V, *4* Basis Mittelglied, *5* Gelenkkapsel, *6* proximales Interphalangealgelenk V. (© Gruber, Schamberger, Konermann)

9.6.6 Plantarer Longitudinalschnitt der Metaarsophalangealgelenke

Schallkopfposition: (■ Abb. 9.25)	Plantar im Verlauf der Schaftachse der Ossa metatarsalia
Zielstrukturen: (■ Abb. 9.26, ■ Abb. 9.27)	Köpfchen der Ossa metatarsalia Metatarsophalangealgelenk Grundglied

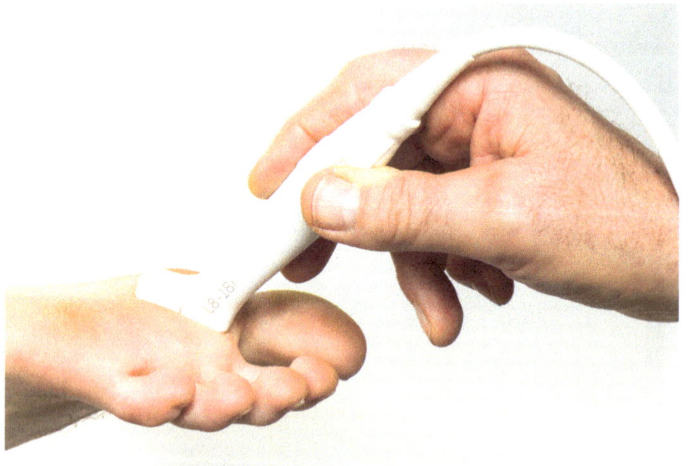

■ **Abb. 9.25** Schallkopfposition. (© Konermann, Gruber, Sauerwein)

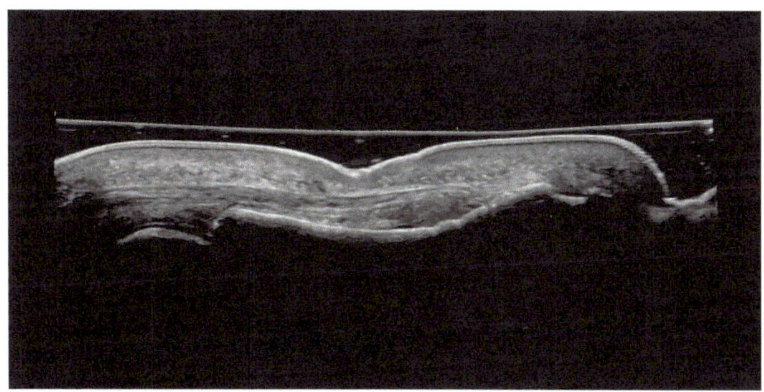

Abb. 9.26 Ultraschallbild. (© Gruber, Schamberger, Konermann)

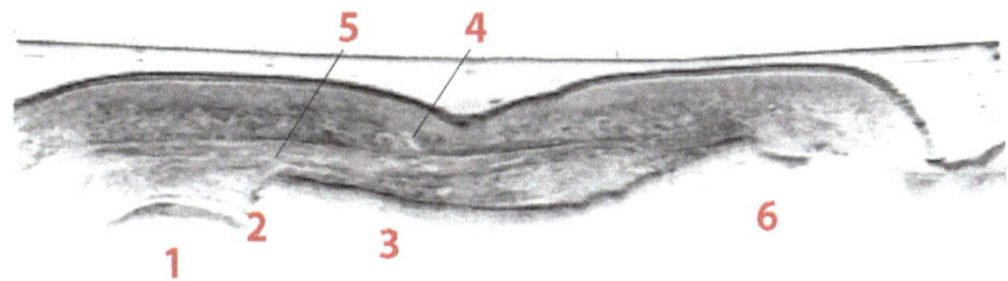

Abb. 9.27 Erklärendes Piktogramm. *1* Os metatarsale, *2* Metatarsophalangealgelenk, *3* Grundglied, *4* Sehne des M. flexor digitorum longus, *5* Sehne des M. flexor digitorum brevis, *6* proximales Interphalangealgelenk. (© Gruber, Schamberger, Konermann)

9.6.7 Plantarer Transversalschnitt der Metatarsophalangealgelenke

Schallkopfposition: (◘ Abb. 9.28)	ca. 90° zur Schaftachse der Ossa metatarsalia
Zielstrukturen: (◘ Abb. 9.29, ◘ Abb. 9.30)	Metatarsophalangealgelenke

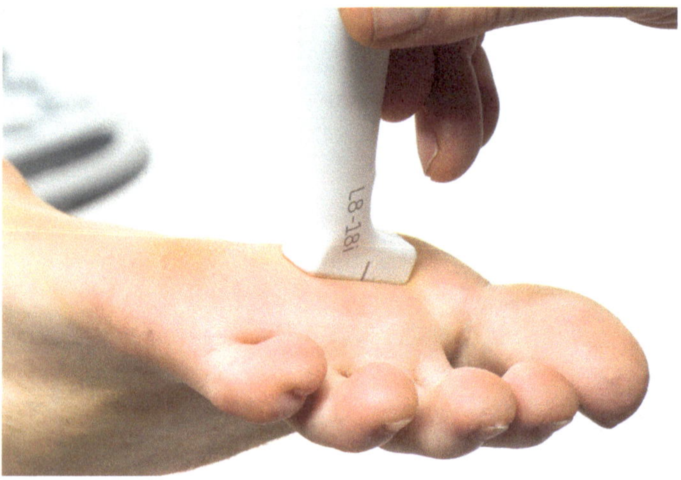

◘ **Abb. 9.28** Schallkopfposition. (© Konermann, Gruber, Sauerwein)

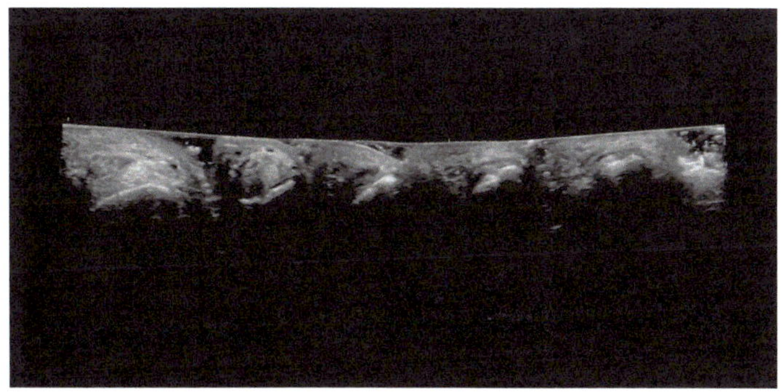

Abb. 9.29 Ultraschallbild. (© Gruber, Schamberger, Konermann)

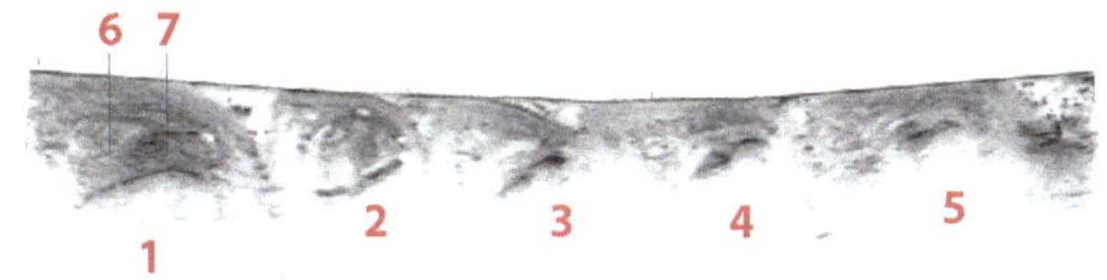

Abb. 9.30 Erklärendes Piktogramm. *1–5* Metatarsophalangealgelenke I–V, *6* Sehne des M. flexor digitorum brevis, *7* Sehne des M. flexor digitorum longus. (© Gruber, Schamberger, Konermann)

Wirbelsäule, Iliosakralgelenk und Os sacrum

G. Gruber, C. Schamberger, W. Konermann

G. Gruber et al., *Sonografie in Orthopädie, Unfallchirurgie und Rheumatologie*
https://doi.org/10.1007/978-3-662-57659-5_10

10.1 Typische Indikationen und Befunde

Die Indikationen für eine sonografische Untersuchung der Brust- und Lendenwirbelsäule sind relativ eingeschränkt. Viele im täglichen Untersuchungsablauf interessierenden Strukturen sind über die dorsalen Standardschnittebenen sonografisch nicht einsehbar, wie u. a. Bandscheiben, Spinalkanal, Spinalnerven, Rückenmark. Zur Klärung von Fragestellungen im Zusammenhang mit diesen anatomischen Strukturen ist die Untersuchung mittels MRT oder CT zu empfehlen.

Die Einstellung ventraler Schnittebenen (transabdominelle Schnittebenen) kann nur eingeschränkt empfohlen werden. Dies liegt einerseits an der Eindringtiefe der in der Sonografie der Bewegungsorgane standardmäßig verwendeten Schallköpfe, welche in der Regel nicht ausreicht, und zusätzlich an den knöchernen Strukturen der Wirbelsäule, welche die Einsicht auf weiter dorsal gelegene Strukturen verhindern. Darüber hinaus ist die Auflösung häufig unbefriedigend.

Die sonografische Untersuchung der Brustwirbelsäule (BWS) und der Lendenwirbelsäule (LWS) reduziert sich deshalb zum jetzigen Zeitpunkt auf die Darstellung der anatomischen Strukturen von dorsal, um bei klassischen ärztlichen schmerztherapeutischen Interventionen (Facettengelenkinfiltrationen oder -denervierungen oder zur Durchführung einer Kaudalanästhesie) ionisierende Strahlen (Röntgenbildwandler oder CT) zu reduzieren.

Bei Infiltrationsbehandlungen des Iliosakralgelenkes (ISG) kann die Sonografie sehr gut unterstützend eingesetzt werden. Wie anatomische Studien zeigen (Jäger, pers. Mitteilung), kann das ISG bei dessen Markierung anhand anatomischer knöcherner Strukturen nur in ca. 30 % der Fälle sicher identifiziert werden.

Die sonografische Darstellung der dorsalen Wirbelsäulenregion und des ISG ist stark abhängig vom BMI des Patienten: Bei Adipositas und/oder muskulär überdurchschnittlich trainierten Patienten ist die sonografische Einstellung und Beurteilung in der Regel erschwert bzw. nicht durchführbar.

Einteilung	Erkrankungen
Veränderungen des Knochens	Frakturen des Dornfortsatzes
	Spondylarthrose (Facettengelenkarthrose, Facettengelenksyndrom)
Paravertebrale Veränderungen	Flüssigkeitsansammlungen (Abszesse, Hämatome)
	Weichteilverletzungen
	Fremdkörper

10.2 Untersuchungsablauf

Untersuchungsregionen

Die standardisierte sonografische Untersuchung der Brust- und Lendenwirbelsäule, des Os sacrum und der Iliosakralgelenke wird ausschließlich in dorsalen Schnittebenen durchgeführt. Die entlordosierende Einstellung der LWS oder die entkyphosierende Einstellung der BWS kann die sonografische Abbildung dieser Regionen erleichtern, da hierdurch die relevanten Strukturen dem Schallkopf etwas angenähert werden.

Set-up

Patient/-in liegt entweder in Bauchlage auf der Untersuchungsliege oder sitzt auf der Untersuchungsliege.

- Bei liegender Patientenposition: Untersucher/-in steht oder sitzt links oder rechts von der Untersuchungsliege.
- Bei sitzender Patientenposition: Untersucher/-in steht oder sitzt hinter dem Patienten.

Dokumentationsempfehlung bei unauffälligem Befund

- Dorsaler paramedianer Longitudinalschnitt
- Dorsaler Transversalschnitt

10.3 Dorsale Standardschnittebenen Brust- und Lendenwirbelsäule

10.3.1 Dorsaler medianer Longitudinalschnitt

Schallkopfposition: (◘ Abb. 10.1)	Dorsal über den Dornfortsätzen in der Mediansagittalebene
Zielstrukturen: (◘ Abb. 10.2, ◘ Abb. 10.3)	Dornfortsätze

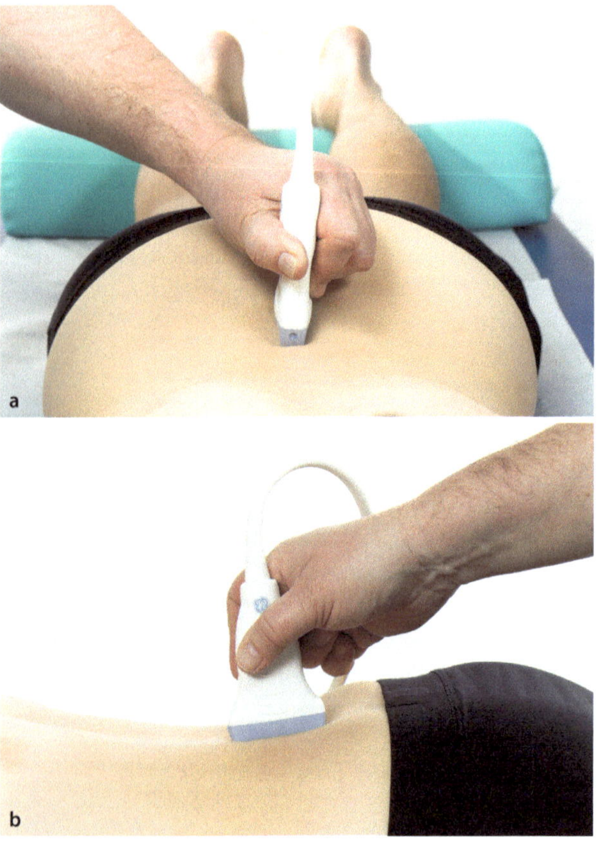

◘ **Abb. 10.1a,b** Schallkopfposition. (© Konermann, Gruber, Sauerwein)

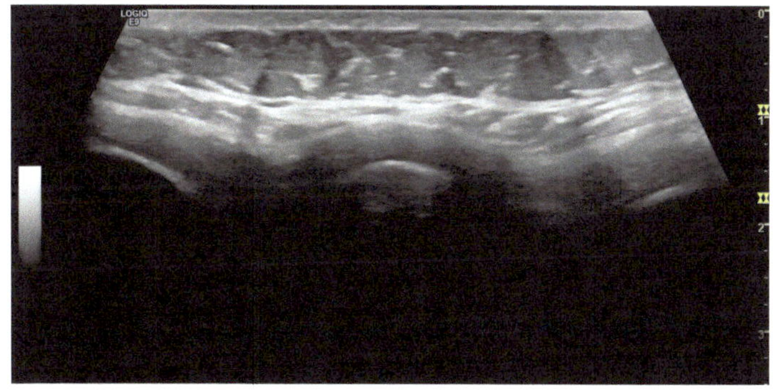

Abb. 10.2 Ultraschallbild. (© Gruber, Schamberger, Konermann)

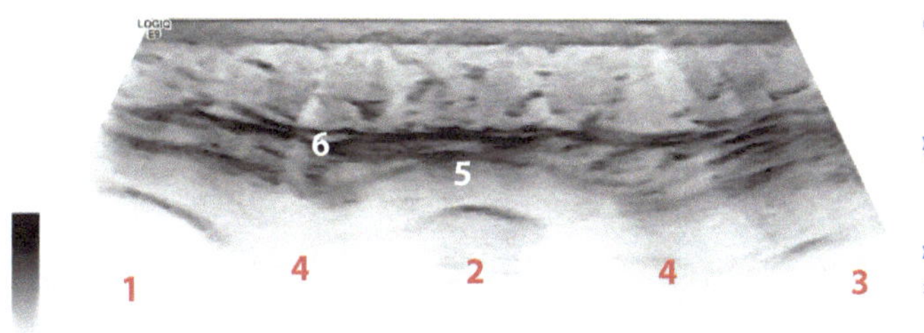

Abb. 10.3 Erklärendes Piktogramm. *1* Dornfortsatz L3, *2* Dornfortsatz L4, *3* Dornfortsatz L5, *4* Lig. Interspinale, *5* Lig. supraspinale, *6* Faszie. (© Gruber, Schamberger, Konermann)

10.3.2 Dorsaler paramedianer Longitudinalschnitt

Schallkopfposition: (▫ Abb. 10.4)	Ausgehend vom medianen Longitudinalschnitt wird der Schallkopf planparallel bds. nach lateral geführt.
Zielstrukturen: (▫ Abb. 10.5, ▫ Abb. 10.6)	Wirbelbögen Facettengelenke Querfortsätze

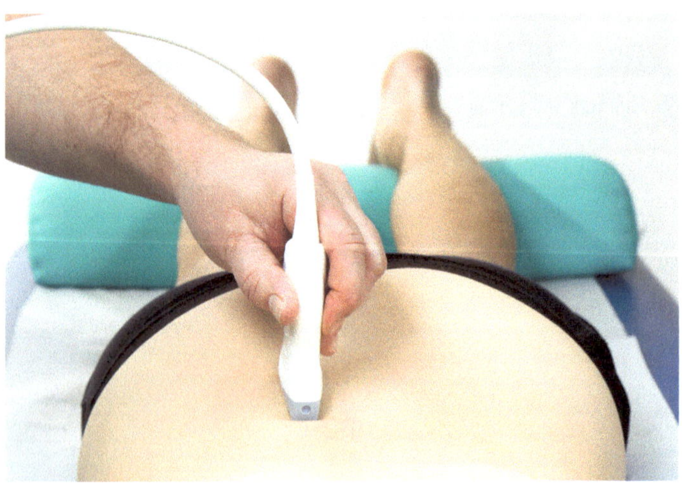

▫ **Abb. 10.4** Schallkopfposition. (© Konermann, Gruber, Sauerwein)

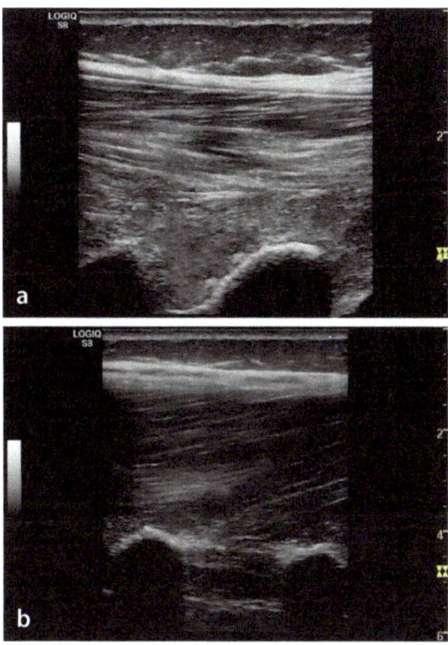

Abb. 10.5a,b Ultraschallbilder. (© Gruber, Schamberger, Konermann)

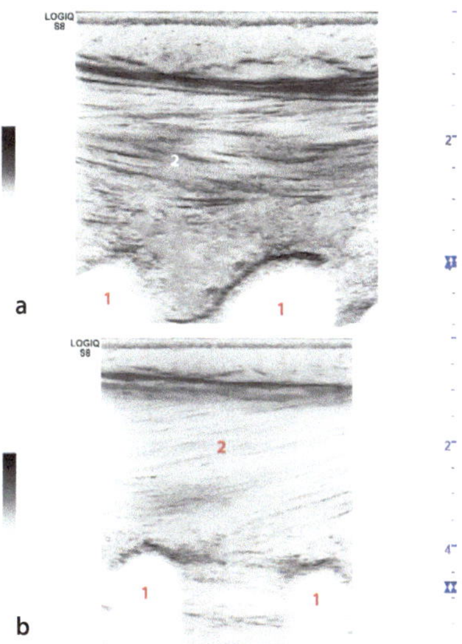

Abb. 10.6a,b Erklärende Piktogramme. **a** *1* Processus costalis, *2* M. erector spinae. **b** *1* Arcus vertebrae, *2* M. erector spinae. (© Gruber, Schamberger, Konermann)

10.3.3 Dorsaler Transversalschnitt

Schallkopfposition: (Abb. 10.7)	Der Schallkopf wird ca. 90° zur Mediansagittalebene zunächst über einem Dornfortsatz aufgesetzt und dann nach kranial oder nach kaudal geführt – so weit, bis die Wirbelbögen und die Facettengelenke abgebildet werden.
Zielstrukturen: (Abb. 10.8, Abb. 10.9)	Dornfortsatz Wirbelbögen Facettengelenke Querfortsätze

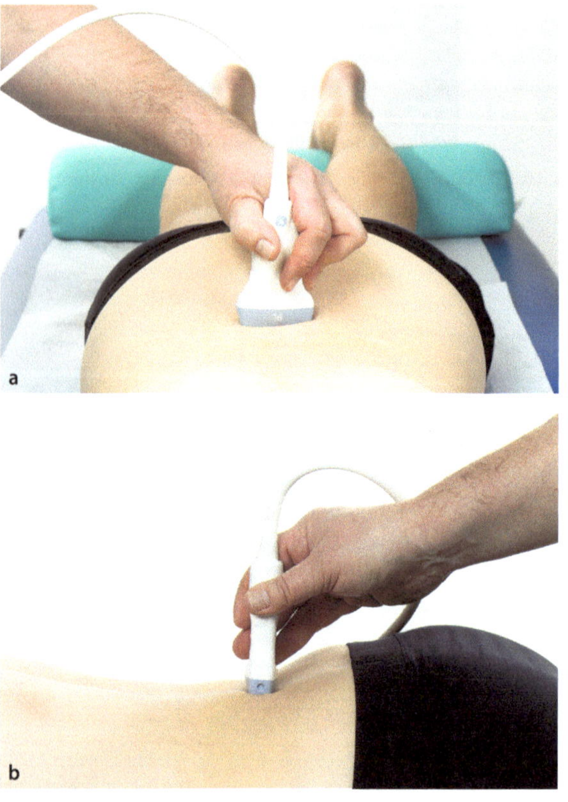

Abb. 10.7a,b Schallkopfposition. (© Konermann, Gruber, Sauerwein)

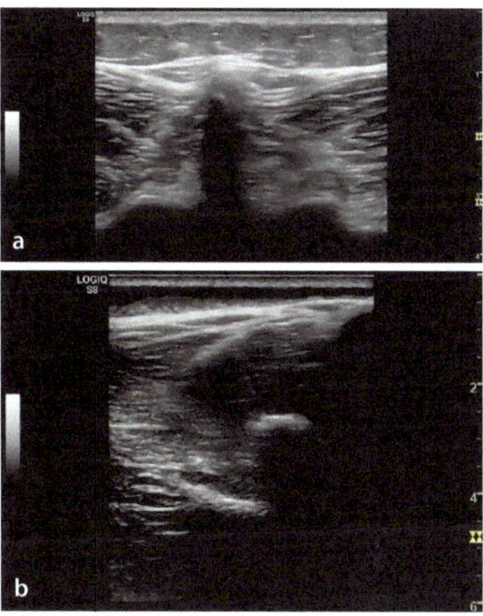

Abb. 10.8a,b Ultraschallbilder. (© Gruber, Schamberger, Konermann)

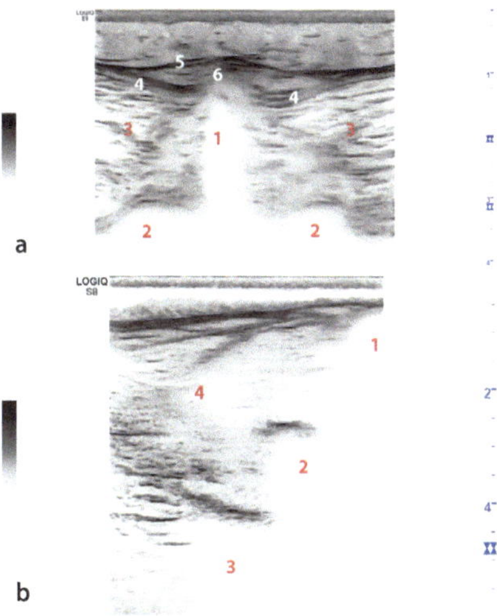

Abb. 10.9a,b Erklärende Piktogramme. **a** *1* Dornfortsatz, *2* Processus articularis inferior, *3* M. erector spinae, *4* Muskelfaszie, *5* Körperfaszie, *6* Ligamentum supraspinale, **b** *1* Dornfortsatz, *2* Processus articularis inferior, *3* Processus costalis, *4* M. erector spinae. (© Gruber, Schamberger, Konermann)

10.4 Dorsale Standardschnittebene Iliosakralgelenk

10.4.1 Dorsaler Transversalschnitt

Schallkopfposition: (◘ Abb. 10.10)	Ausgehend von der vorangegangenen Schnittebene wird der Schallkopf nach kaudal und lateral geführt.
Zielstrukturen: (◘ Abb. 10.11)	Os sacrum Os ilium Iliosakralgelenk

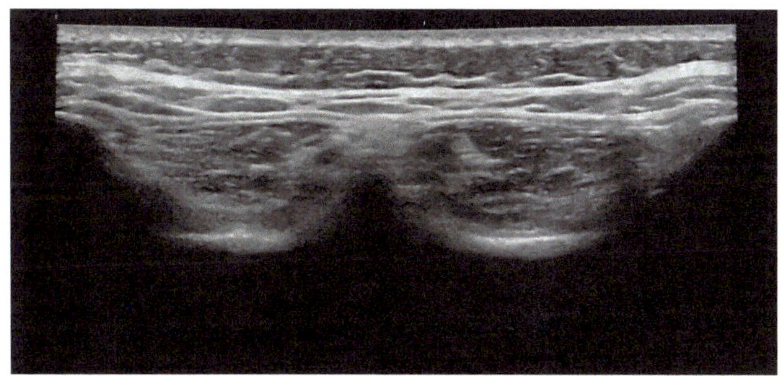

Abb. 10.10 Ultraschallbild. (© Gruber, Schamberger, Konermann)

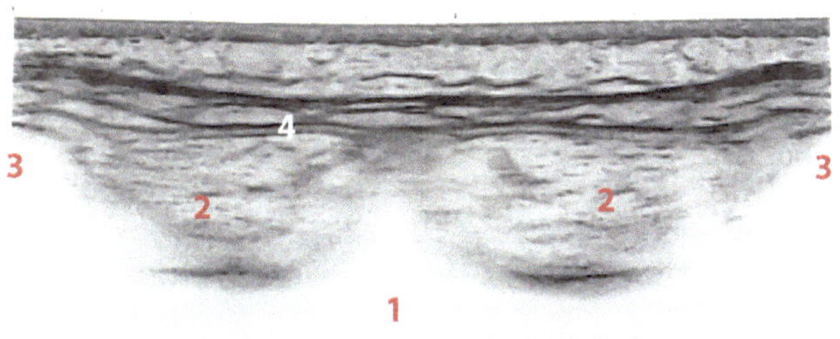

Abb. 10.11 Erklärendes Piktogramm. *1* Crista sacralis mediana, *2* M. erector spinae, *3* Spina iliaca posterior superior, *4* Faszie. (© Gruber, Schamberger, Konermann)

10.5 Dorsale Standardschnittebenen Os sacrum

10.5.1 Dorsaler medianer Longitudinalschnitt

Schallkopfposition: (◘ Abb. 10.12)	Dorsal in der Mediansagittalebene auf dem Os sacrum
Zielstrukturen: (◘ Abb. 10.13, ◘ Abb. 10.14)	Crista sacralis mediana Hiatus sacralis

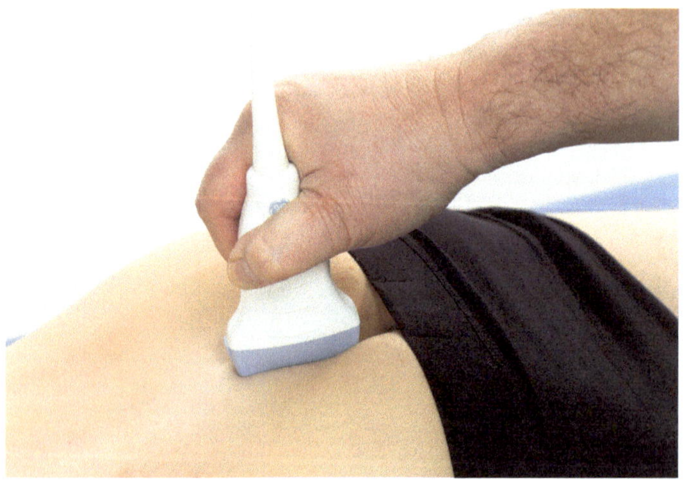

◘ **Abb. 10.12** Schallkopfposition. (© Konermann, Gruber, Sauerwein)

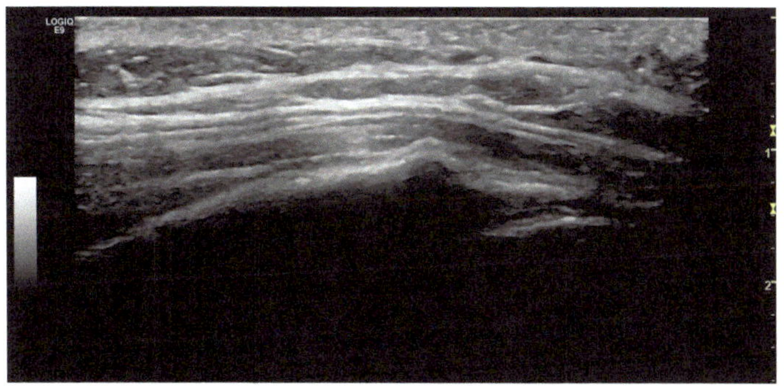

Abb. 10.13 Ultraschallbild. (© Gruber, Schamberger, Konermann)

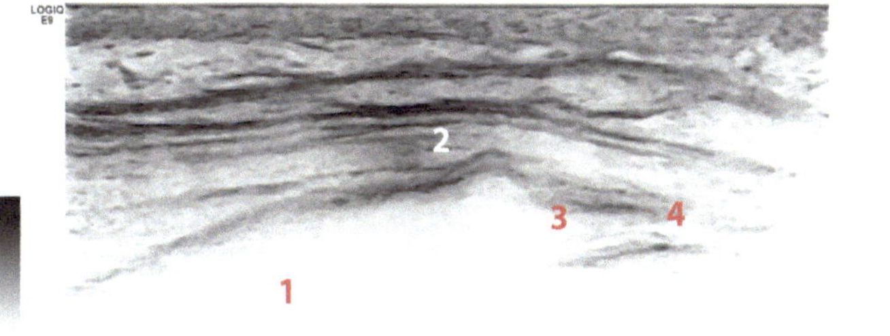

Abb. 10.14 Erklärendes Piktogramm. *1* Os sacrum, *2* Ligamentum supraspinale, *3* Hiatus sacralis, *4* Ligamentum sacrococcygeum. (© Gruber, Schamberger, Konermann)

10.5.2 Dorsaler Transversalschnitt

Schallkopfposition: (▫ Abb. 10.15)	Dorsal transversal über dem Os sacrum
Zielstrukturen: (▫ Abb. 10.16, ▫ Abb. 10.17)	Os sacrum Cornua sacralia Hiatus sacralis

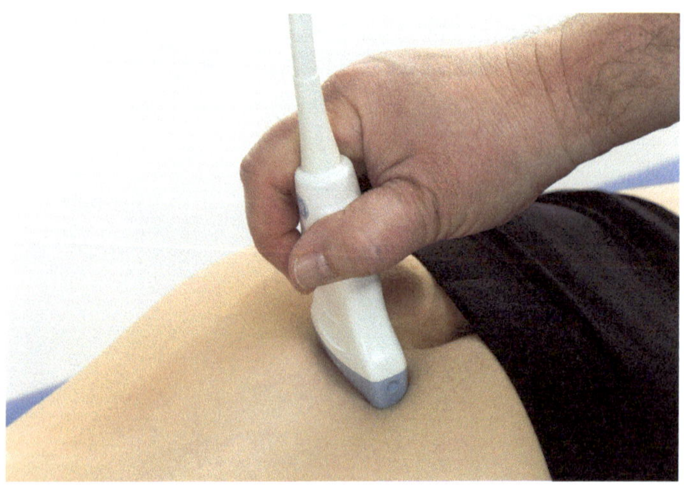

▫ **Abb. 10.15** Schallkopfposition. (© Konermann, Gruber, Sauerwein)

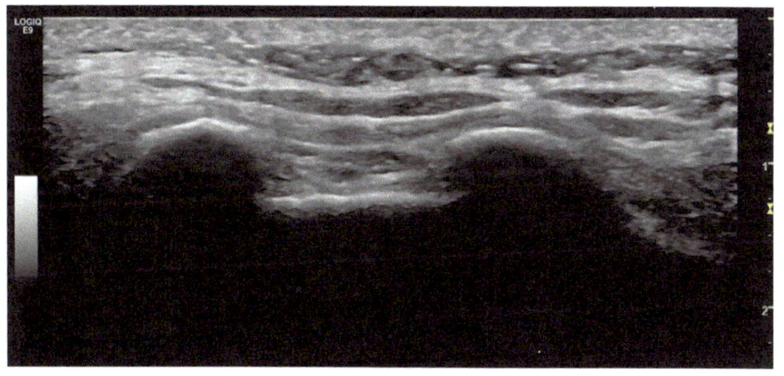

Abb. 10.16 Ultraschallbild. (© Gruber, Schamberger, Konermann)

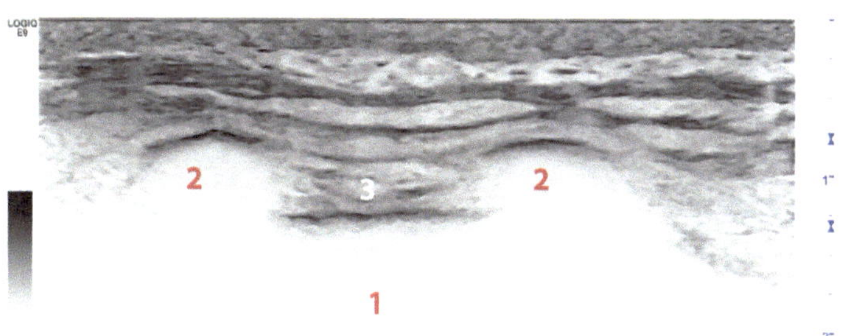

Abb. 10.17 Erklärendes Piktogramm. *1* Os sacrum, *2* Cornua sacralia, *3* Hiatus sacralis. (© Gruber, Schamberger, Konermann)